INSTRUCTIONS

POUR L'EMPLOI DE

L'OPHTHALMOSCOPE

A L'USAGE

DES ÉTUDIANTS ET DES MÉDECINS

PAR LE Dr J. BJERRUM, DE COPENHAGUE

TRADUIT DE L'ALLEMAND

PAR LE Dr A. GROSJEAN

DE VERVIERS

AVEC 40 FIGURES DANS LE TEXTE

PARIS
G. STEINHEIL, ÉDITEUR
2, RUE CASIMIR-DELAVIGNE, 2

1892

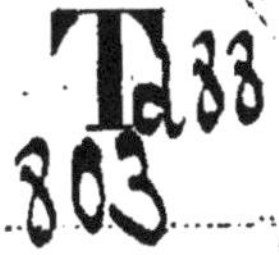

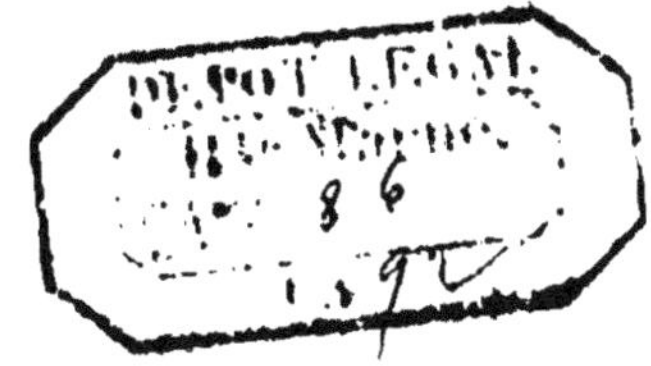

INSTRUCTIONS

POUR L'EMPLOI DE

L'OPHTHALMOSCOPE

A L'USAGE

DES ÉTUDIANTS ET DES MÉDECINS

INSTRUCTIONS

POUR L'EMPLOI DE

L'OPHTHALMOSCOPE

A L'USAGE

DES ÉTUDIANTS ET DES MÉDECINS

PAR LE Dr J. BJERRUM, DE COPENHAGUE

TRADUIT DE L'ALLEMAND

PAR LE Dr A. GROSJEAN

DE VERVIERS

AVEC 40 FIGURES DANS LE TEXTE

PARIS

G. STEINHEIL, ÉDITEUR

2, RUE CASIMIR-DELAVIGNE, 2

1892

Cet ouvrage — sur les avantages duquel, dès sa publication, M. le Dr OSTWALT attira notre attention — a reçu un excellent accueil de la part des ophthalmologistes. Qu'il nous soit permis d'en présenter comme preuve, entre autres, l'appréciation qu'en donne M. le Dr PARENT dans les *Archives d'ophthalmologie* : « Ce traité mérite les plus grands éloges pour sa concision, sa clarté et son exactitude ».

C'est pourquoi nous avons pensé qu'il serait utile de mettre ce manuel à la portée des étudiants et des médecins de langue française.

La publication en danois de ce traité avait été bientôt suivie de sa traduction en allemand par le Dr SCHWARZ, Privat-Docent à Leipzig. C'est sur cette dernière que nous avons fait la traduction française. Sur notre demande, l'auteur a bien voulu en revoir les épreuves.

Paris, février 1892.

A. GROSJEAN.

AVERTISSEMENT DE L'AUTEUR

Ce manuel comprend un exposé concis de l'ophthalmoscope, de sa théorie et des règles de son emploi. Il laisse de côté la description des phénomènes physiologiques et pathologiques du fond de l'œil, parce qu'on peut la trouver dans tous les traités d'ophthalmologie.

Il me paraît superflu d'expliquer comment on peut observer sur soi-même le fond de l'œil (auto-ophthalmoscopie), comment l'image du fond de l'œil peut être rendue visible pour deux ou trois personnes à la fois (ophthalmoscope de démonstration), comment enfin l'observateur peut voir binoculairement le fond de l'œil (ophthalmoscope binoculaire). Ces procédés d'exploration, qui sont d'ailleurs exposés brièvement dans la plupart des traités, n'ont aucune importance pratique. Ils n'ont d'intérêt qu'au point de vue théorique.

Les divers ophthalmoscopes en usage peuvent se ramener à deux types :

1. L'ophthalmoscope dit *à réfraction*, qui porte une série de petites lentilles disposées de telle façon que chacune puisse être amenée derrière l'ouverture cen-

trale du miroir. Le miroir (plan ou concave, de préférence fortement concave) doit faire un angle de 25 à 30 degrés avec le plan des verres, afin que l'observateur ne soit pas obligé de regarder obliquement à travers les lentilles, ce qui produirait un astigmatisme apparent.

2. L'ophthalmoscope de Ruete-Liebreich (plus communément connu sous le nom d'ophthalmoscope de Liebreich) qui se compose d'un miroir concave de 24 à 30 centimètres de distance focale et de deux lentilles convexes, respectivement de 18 et de 12 dioptries. Ultérieurement on y ajouta deux petites lentilles, l'une convexe, l'autre concave, qui se placent dans une fourche derrière le trou du miroir ; mais celles-ci ne sont pas indispensables.

Quant aux nombreux ophthalmoscopes à réfraction, auxquels divers ophthalmologistes ont attaché leur nom, ils ne diffèrent de l'instrument de Helmholtz et ne se distinguent les uns des autres que par des détails de construction d'ordre secondaire dus aux préférences personnelles de chaque auteur.

J. Bjerrum.

TABLE DES MATIÈRES

I

Les conditions de l'éclairage du fond de l'œil.

Pourquoi la pupille est-elle noire ? Pourquoi ne voit-on pas directement le fond de l'œil avec sa couleur naturelle ?

Représentons-nous l'œil comme une sphère creuse dont la paroi opaque présente seulement une petite ouverture circulaire (la pupille). Un point quelconque de la surface interne de cette sphère ne pourra recevoir de l'extérieur que les rayons lumineux contenus dans un cône dont le sommet est au point envisagé, la base à l'infini et dont la surface sera déterminée par le pourtour de l'ouverture pupillaire. Et inversement les rayons lumineux émanant de ce point ne sortiront pas du cône ainsi délimité dans l'espace. Qu'un observateur place son œil *U* comme il est indiqué dans la fig. 1, il interceptera tous les rayons lumineux susceptibles d'arriver au point *a*. Par suite ce point ne pourra renvoyer aucune lumière. Et il en est de même pour la petite région circonvoisine du point *a* qui pourrait envoyer de la lumière diffuse vers la pupille de *U*. Il en résulte que *U* voit noire l'ouverture pupillaire. Mais si l'observateur s'éloigne suffisamment pour que *U*, tout en restant dans le cône lumineux, n'intercepte plus tous

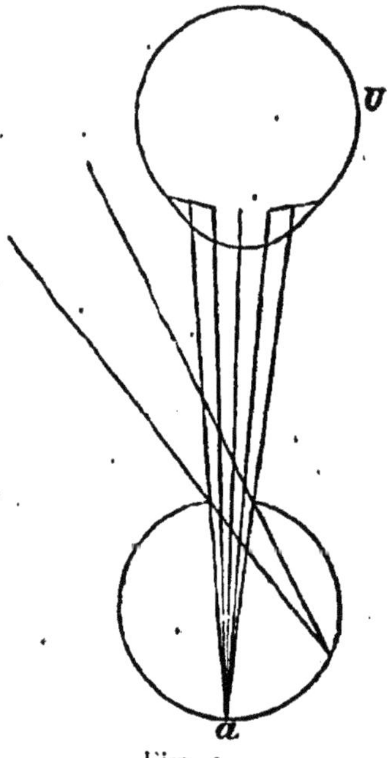

Fig. 1.

les rayons convergeant vers *a*, alors il pourra voir la pupille illuminée. A cet effet, il est nécessaire d'avoir une source de lumière (*L* dans la fig. 2) suffisamment forte et disposée de telle façon que les rayons après s'être réfléchis en *a* arrivent à la tête de l'observateur, donc en *U*.

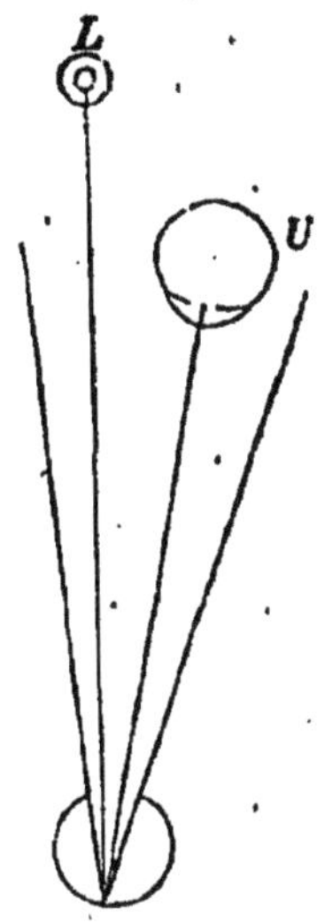

Fig. 2.

Dans l'œil ces conditions seront quelque peu modifiées par l'action des milieux réfringents.

Considérons un œil fortement hypermétrope et n'accommodant pas. (Nous désignerons par *P* l'œil examiné et par *U* l'œil de l'observateur.) Les rayons, qui, partant du point *a* du fond de l'œil *P*, sortent à travers la pupille, prennent, à cause de la réfraction même de l'œil, une direction telle qu'ils semblent provenir du point *a'*, le *punctum remotum* de l'œil (fig. 3). Ils sont donc encore divergents, mais le cône lumineux qu'ils constituent est plus étroit, plus aigu que dans le même œil considéré comme étant une simple sphère creuse ; *U* doit donc s'éloigner davantage pour ne pas intercepter toute la lumière allant au point *a*. Il est évident que l'on a ici les conditions nécessaires pour voir le

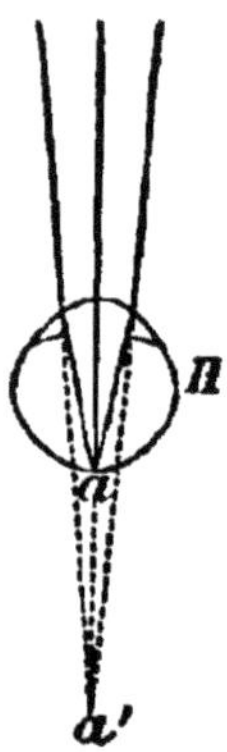

Fig. 3.

fond de l'œil éclairé, pourvu que *P* soit suffisamment éloigné.

Ces conditions, nous les trouvons réalisées chez le chat lorsque nous voyons son œil briller. L'œil du chat est hypermétrope. Chez cet animal le fond de l'œil renvoie plus de lumière que chez l'homme (par suite de la présence entre la rétine et la choroïde d'un tissu qui réfléchit fortement la lumière. Cette couche brillante est désignée sous le nom de *tapetum* ou *tapis* ; elle se rencontre chez beaucoup d'animaux).

Dans l'obscurité complète l'œil du chat ne brille pas, car sa surface interne n'a pas de lumière propre; chez aucun animal, d'ailleurs, le fond de l'œil n'a de lumière propre. Si l'on entre dans une chambre obscure dans laquelle se trouve un chat, placé de telle façon que la lumière, qui pénètre dans la chambre quand on ouvre la porte, vienne tomber directement sur l'œil du chat, on voit la pupille s'illuminer aussitôt. C'est que la lumière a pu, en passant à côté de la tête de l'observateur, arriver dans la pupille et éclairer une partie du fond de l'œil. Si *le fond de l'œil apparaît plus éclairé que les surfaces extérieures*, c'est à cause de la réfringence des milieux intra-oculaires qui détermine la formation sur le fond de l'œil d'une image plus ou moins nette de la source lumineuse. C'est là la raison pour laquelle la pupille peut être *rendue lumineuse* dans l'obscurité.

Dans de semblables conditions on peut aussi parfois voir briller la pupille humaine, surtout chez les jeunes enfants qui sont presque toujours hypermétropes et dont la pupille est d'habitude dilatée.

Longtemps avant que l'on ne connût l'ophthalmoscope, on désignait sous le nom d'*œil de chat amauro-*

tique un état particulier à certains yeux aveugles chez lesquels on voyait la pupille briller d'un reflet lumineux blanchâtre. Ce phénomène peut se présenter dans certaines conditions : ainsi dans le cas de tumeurs du fond de l'œil (notamment les tumeurs de la rétine), d'exsudats dans le corps vitré, de décollement de la rétine. La réalisation de ce phénomène exige la présence en avant du fond de l'œil d'un plan fortement réfléchissant. Le faisceau lumineux, qui émane d'un point quelconque de cette surface, consistera toujours, en raison même des conditions spéciales de l'œil, en des rayons divergents. C'est pourquoi il se passe ici le même phénomène que dans l'œil du chat. Toutefois dans ces cas pathologiques chez l'homme la surface réfléchissante est souvent portée tellement en avant qu'elle peut être distinguée, quand la pupille est dilatée, beaucoup plus facilement que le fond de l'œil chez le chat.

Si P est adapté pour des rayons parallèles, comme l'est l'œil emmétrope qui n'accommode pas, on ne pourra pas rendre la pupille lumineuse en procédant comme il a été dit plus haut. En effet le cône lumineux émanant du point a abandonne l'œil sous la forme d'un faisceau de rayons parallèles (Fig. 4). L'œil qui voudrait voir le point a devrait se placer de façon à recevoir les rayons lumineux provenant de ce point ; mais alors il intercepterait tous les rayons qui seuls peuvent arriver à ce même point ; dès lors celui-ci ne recevant pas de lumière resterait obscur et par suite invisible.

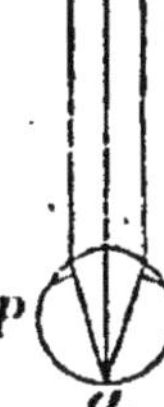

Fig. 4.

Si *P* est adapté pour des rayons convergeant vers un point situé à une petite distance en avant de l'œil,

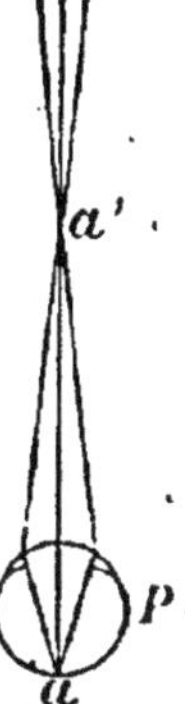

Fig. 5.

comme c'est le cas chez le myope, il est possible alors de voir le fond de l'œil. Les rayons provenant de *a* se croisent en a', le punctum remotum de l'œil, quand celui-ci n'accommode pas (Fig. 5) ; au delà de a' ils divergent et là l'œil de l'observateur pourra se placer sur le trajet d'une partie seulement des rayons lumineux, de façon à laisser les autres arriver en a. Dans les hauts degrés de myopie, où a' est très rapproché de P, si la pupille est large, il sera aussi facile que dans l'hypermétropie forte de rendre la pupille lumineuse de la manière sus-indiquée.

L'œil se comporte en somme comme une chambre noire. Alors même que la surface interne serait blanche, une petite ouverture pratiquée dans la paroi apparaîtrait toute noire, si la paroi est opaque. A travers cette ouverture on ne pourra rien voir de la surface interne. Par contre, si la paroi laisse passer la lumière, on pourra distinguer la surface interne à travers l'ouverture. Chez l'homme albinos les membranes de l'œil (sclérotique, choroïde, iris) peuvent être complètement dépourvues de pigment et par suite laisser passer assez de lumière pour que le fond de l'œil apparaisse éclairé d'une manière diffuse. C'est pourquoi chez l'albinos la pupille présente une teinte rouge ou rosée (comme chez les lapins blancs). Que l'on place devant un tel œil un écran opaque avec une petite ouverture au niveau de la pupille, de telle façon que la lumière ne pénètre plus dans l'œil que par cette ouverture, alors la pupille apparaîtra noire comme dans un œil normal.

Si, avec une forte lentille, on concentre les rayons d'une lumière intense sur la sclérotique d'un œil normal, un peu en arrière du lymbe cornéen, on parvient à porter à travers la coque oculaire assez de lumière pour que la pupille présente la teinte rosée du fond de l'œil éclairé. (Von Reuss a construit récemment un appareil pour éclairer par la lumière électrique l'intérieur de l'œil à travers la sclérotique, de façon à voir directement le fond de l'œil comme avec l'ophthalmoscope.)

A l'aide de l'ophthalmoscope on peut très facilement éclairer la pupille d'un œil normal. Cet instrument fut imaginé par Helmholtz en 1851. Auparavant déjà il avait été question de cas où, grâce aux circonstances dont il est parlé plus haut, la pupille chez l'homme pouvait apparaître lumineuse. L'aspect lumineux de l'œil chez le chat et d'autres animaux ainsi que chez l'homme albinos était connu déjà depuis longtemps. Mais c'est Helmholtz qui le premier a donné l'explication de ce phénomène.

Pour voir le fond de l'œil, il faut réaliser la condition suivante à savoir, *que la source lumineuse soit disposée de telle façon que la lumière provenant de la surface éclairée du fond de l'œil arrive dans l'œil de l'observateur.*

Cette disposition peut être obtenue de différentes façons :

1. Sans miroir, de la manière suivante (1) : Une source lumineuse est placée devant *P*. *U* se place en face de la

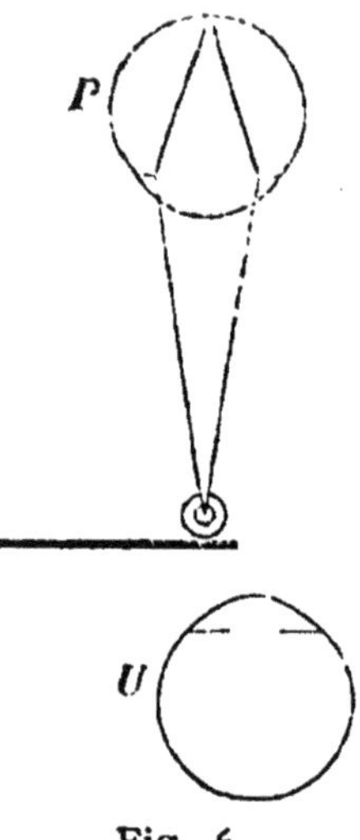

Fig. 6.

pupille de *P*, tout près de la lumière dont il est protégé par un écran opaque. Si *P* accommode pour la lumière, *U* ne verra rien du fond de l'œil *P* ; la pupille

(1) Nous faisons abstraction ici du procédé d'éclairage à travers la sclérotique de von Reuss que nous avons signalé plus haut.

reste noire (fig. 6). Les rayons qui d'un point de la lumière tombent sur la pupille de *P*, se réunissent en un point sur la rétine, et les rayons qui de ce même point de la rétine sortent de l'œil, suivent le même chemin en sens inverse et reviennent à leur point de départ dans la lumière. Et cela a lieu pour chaque point de

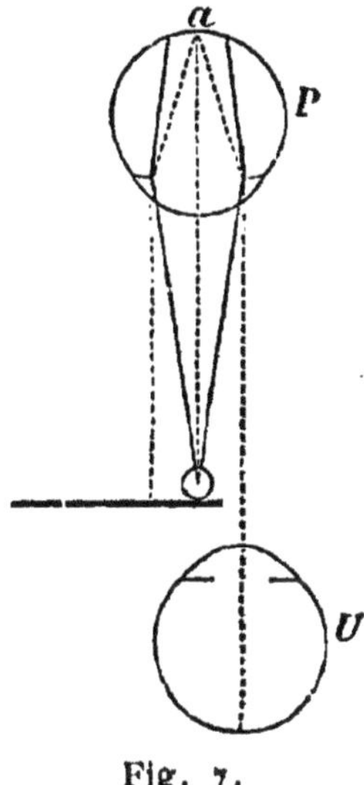

Fig. 7.

celle-ci. Un point quelconque de la source lumineuse et le point sur la rétine (ou, pour être plus général, sur le fond de l'œil) où se forme son image sont des *foyers conjugués*. Aucun rayon du fond de l'œil éclairé ne peut donc arriver en *U*.

Si P n'accommode pas pour la source lumineuse, les rayons émanant d'un point quelconque de celle-ci ne se réuniront plus en un point sur la rétine de P, mais formeront sur celle-ci un cercle de diffusion (fig. 7). De chaque point de la surface ainsi éclairée du fond de l'œil part un faisceau conique de rayons vers la pupille. Si P est adapté pour des rayons parallèles, par exemple, le cône de rayons provenant d'un point quelconque de la partie éclairée du fond de l'œil se trouve alors transformé, à sa sortie de l'œil, en un faisceau de rayons parallèles à l'axe optique principal du point envisagé. Dès lors, une partie des rayons, de ceux, par exemple, qui proviennent du point a, pourra, en passant à côté de la lumière et du bord de l'écran, arriver à la pupille de U.

(Pour cet examen P ne doit donc pas fixer la lumière ; il doit diriger son regard au loin, un peu en dehors de l'écran. En outre, la source lumineuse ne doit pas être placée trop près de P, sinon la pupille se rétrécirait et l'iris serait tellement éclairé que la pupille en paraîtrait obscure par contraste. Une bougie pourra être placée à 40 ou 80 cent. de P.)

2. Au lieu de placer la lumière devant le bord de l'écran, on peut transformer cette partie de l'écran en un miroir qui reflèchit la lumière vers P ; ou bien, mieux

encore, *U* regarde à travers un trou pratiqué dans un miroir dont la surface circonvoisine de l'ouverture renvoie vers *P* les rayons lumineux.

Avec cette disposition, contrairement à ce que nous

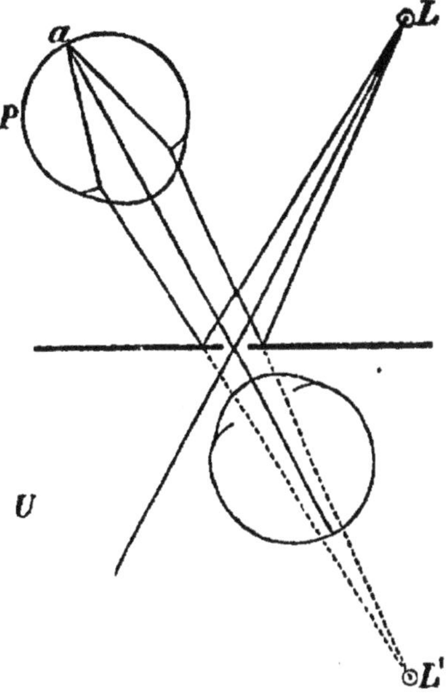

Fig. 8.

avons vu être nécessaire dans la méthode précédente, il importe peu que *P* accommode ou non pour la lumière. Pour *P* la source lumineuse est ici *L'*, l'image de *L* dans le miroir, celui-ci étant un miroir plan (fig. 8). *L'* se trouve, derrière le miroir à la même distance de celui-ci que l'est *L* en avant, situé sur le prolongement de la perpendiculaire abaissée de *L* sur le miroir. La figure 8 est dessinée dans l'hypothèse que *P* accommode pour *L'*. Les rayons partis de la source lumineuse, après s'être réfléchis sur le miroir, arrivent à la pupille de *P* et vont se réunir sur la rétine. Des rayons venant du fond de l'œil éclairé et passant à travers la pupille, une partie se réfléchit sur le miroir vers *L*, l'autre partie passe à travers l'ouverture du miroir et arrive ainsi à la pupille de *U*. On peut, au lieu d'un miroir plan, se servir d'un miroir concave ou convexe. Il en résulte seulement une modification dans la situation et la grandeur de *L'*, ainsi que dans l'étendue de la partie éclairée du fond de l'œil (voir l'appendice).

Quand *P* n'accommode pas pour *L'*, chaque point de la source lumineuse se dessine sur la rétine de *P* sous la forme d'un cercle de diffusion. Les cercles de diffusion formés sur la rétine par deux points lumineux très voisins se superposent en majeure partie. S'il n'y avait pas de trou dans le miroir ces cercles de diffusion auraient chacun la forme d'un petit disque complètement éclairé. Mais la présence de l'orifice dans le miroir fait qu'à la plupart des cercles de diffusion (à tous dans certains cas), il manque soit la portion centrale, soit une autre partie. Néanmoins, comme les cercles de diffusion se superposent, l'image rétinienne reste continue, ininterrompue ; il en résulte seulement une diminution de son intensité lumineuse. Sur la figure 8, on voit que, des rayons lumineux, les

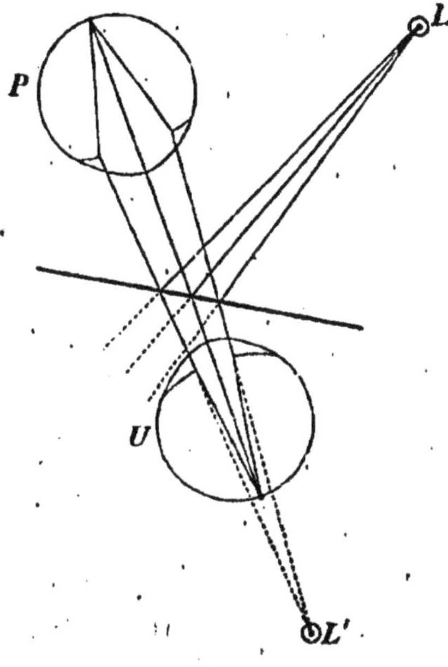

Fig. 9.

uns arrivent sur le miroir, les autres se perdent à travers l'ouverture et que par conséquent *a* sera moins éclairé que s'il n'y avait pas d'ouverture.

3. Plus simple encore, en quelque sorte, est la mé-

thode que HELMHOLTZ a suivie dans le premier modèle de son ophthalmoscope.

Une plaque de verre transparente à faces parallèles est placée devant *P* de telle façon qu'elle réfléchisse vers celui-ci les rayons provenant d'une source lumineuse située à côté de *P*. Cette plaque agit ainsi comme un miroir plan.

Pour plus de simplicité, la figure 9 est dessinée dans l'hypothèse que *P* accommode pour *L'*, l'image de *L* sur la plaque. Des rayons divergents qui de *L* tombent sur la glace, une partie passe à travers celle-ci et est perdue (comme les rayons qui passent à travers le trou du miroir), l'autre partie est réfléchie vers *P*. Des rayons qui, partis du fond de l'œil éclairé, parcourent en sens inverse le même chemin, une partie est réfléchie vers *L*, tandis que l'autre traverse la plaque et arrive en *U*.

Naturellement il n'est pas indispensable que la plaque de verre soit plan-parallèle ; elle peut être concave ou convexe.

II

L'examen ophthalmoscopique.

L'ophthalmoscope consiste en un petit miroir muni d'un manche et présentant en son centre un trou ou une partie transparente. On tient le manche par son extrémité inférieure de la main droite (ou de la gauche), on appuie le bord supérieur de l'instrument contre l'arcade orbitaire droite (ou gauche), de manière à pouvoir regarder à travers l'ouverture centrale du miroir et l'on oriente celui-ci de façon à ce qu'il envoie vers l'œil du sujet les rayons d'une source lumineuse.

Celle-ci, autant que possible à large flamme (1), sera placée à côté de la tête du sujet (le mieux du côté de l'œil examiné).

L'ophthalmoscope à plaque de verre transparente n'est plus guère employé ; il donne trop peu de lumière. Le miroir consiste soit en une surface d'acier poli avec un trou au milieu, soit en une glace étamée

(1) On peut aussi faire usage de la lumière électrique.

dont le centre est percé d'une ouverture ou seulement privé de tain. On se sert tantôt du miroir plan, tantôt du miroir concave.

1. L'EXAMEN OPHTHALMOSCOPIQUE PRÉLIMINAIRE, qu'on doit toujours pratiquer avant l'exploration proprement dite du fond de l'œil, consiste à éclairer la pupille de *P* d'une distance de 20 centimètres environ. Dans les conditions normales on voit alors toute la pupille briller d'une coloration rouge qui est le rouge du fond de l'œil.

Cet examen, à lui seul, permet déjà de reconnaître diverses altérations pathologiques; et il est si facile que chacun peut pour ainsi dire le faire sans exercice préalable.

En général le patient ne doit pas regarder dans le miroir, parce qu'alors la pupille se rétrécit fortement. Il doit diriger son regard au loin tout à côté de la tête de l'observateur, à droite de celui-ci quand on examine l'œil droit, à sa gauche, quand on explore l'œil gauche. *U* réussit ainsi à voir la partie du fond de l'œil qui se trouve en dedans (du côté nasal) de la macula. Or c'est là que se trouve la papille du nerf optique, laquelle est plus brillante que le reste du fond de l'œil. Quand on voit la partie du fond de l'œil occupée par la papille, la pupille apparaît plus vivement éclairée. On fait ensuite regarder *P* successivement dans les différentes directions de façon à examiner l'intérieur de l'œil dans tous les sens.

Il est souvent utile et parfois nécessaire de dilater la pupille de *P*. Le mieux pour cela est de faire une instillation de 1 ou 2 gouttes d'une solution d'homatropine à 1/2 o/o. On peut aussi se servir de la cocaïne (2 à 4 o/o), mais alors il faut inviter le patient à cligner souvent, parce que la cocaïne, en diminuant la sécrétion lacrymale, détermine de la dessiccation et par suite du trouble de la surface cornéenne. Lorsqu'il y a de l'iritis ou des synéchies postérieures, on emploie plutôt l'atropine, ou bien, ce qui agit mieux encore, d'abord de la cocaïne puis quelques minutes après de l'atropine. Dans les conditions normales l'emploi de l'atropine est désavantageux à cause de la longue durée de la paralysie de l'accommodation. Quand il existe du glaucome ou même quand on en soupçonne la possibilité seulement, l'emploi de tout mydriatique doit être proscrit (1). A la rigueur, en pareil cas, la cocaïne

(1) L'atropine peut même déterminer un accès de glaucome alors qu'auparavant on ne constatait aucun symptôme de cette affection.

peut encore être employée, mais à la condition d'instiller à la fin de l'examen de l'ésérine (1/2 o/o) ou de la pilocarpine (1 à 2 o/o).

Les altérations pathologiques, qui peuvent être découvertes par l'examen de la transparence, consistent en les divers troubles des milieux transparents, telles que les opacités dans la cornée, sur la cristalloïde antérieure, dans le cristallin. Ces troubles apparaissent comme des taches sombres ou tout à fait noires, tranchant sur le rouge vif du fond de l'œil ; cet aspect spécial est dû au même phénomène qui fait qu'un ballon plein d'air tenu à une certaine distance vers le ciel bien éclairé apparaît opaque.

Pour faire un examen exact des troubles de la cornée, il est très utile de placer derrière le miroir une lentille convexe de 12 ou 18 dioptries. On doit alors s'approcher très près de l'œil. Avec un pareil grossissement on arrive souvent à distinguer des altérations non perceptibles à l'œil nu, telles que de fins vaisseaux (1), du pointillé sur la face postérieure de la cornée, etc.

---

(1) Telle est, par exemple, l'arborisation vasculaire de néoformation qui est caractéristique de la kératite interstitielle syphilitique congénitale et parfois le seul signe certain de cette affection. Ces vaisseaux sont encore visibles plusieurs années après la fin de l'inflammation et ne disparaissent jamais complètement.

Cet examen à la loupe est encore avantageux pour voir les opacités qui intéressent les cristalloïdes antérieure et postérieure ou qui siègent à l'intérieur même du cristallin ; également dans le cas de cataracte secondaire.

On se rend nettement compte par cet examen des irrégularités du bord pupillaire, des synéchies postérieures, des plaies, spécialement des trous de l'iris. C'est souvent le seul moyen de découvrir ces petites solutions de continuité dans l'iris dont la constatation peut être d'une grande importance pour le diagnostic de l'existence d'un corps étranger à l'intérieur du globe oculaire.

Dans le cas de déplacement du cristallin (subluxation), son bord pourra devenir visible dans le champ pupillaire, surtout si la pupille est dilatée. Le bord du cristallin apparaît alors comme un arc de cercle noir, en raison de la réfraction totale que subissent à son niveau les rayons venant du fond de l'œil. (Exceptionnellement il peut arriver que le bord équatorial du cristallin soit déformé sur une petite étendue et qu'au lieu de présenter la forme régulière d'un arc de cercle il apparaisse presque rectiligne.)

Les troubles du corps vitré, spécialement de sa partie antérieure, seront aussi facilement perçus (le trouble léger du corps vitré, qui se présente sous l'aspect d'une fine poussière, est d'une grande importance pour le diagnostic). En faisant regarder le patient dans différentes directions, on peut voir si les opacités sont mobiles et on peut en déduire le degré plus ou moins prononcé de ramollissement du vitré. Au moment où les mouvements de l'œil cessent, on peut apercevoir les opacités flottant dans le champ pupillaire ; souvent c'est alors seulement qu'on les découvre.

Il faut donc distinguer l'exploration des milieux transparents qui se fait en envoyant de la lumière à travers ceux-ci au moyen du miroir de l'ophthalmoscope du simple examen des parties externes de l'œil à la lumière incidente. L'*éclairage oblique* consiste à concentrer la lumière avec une forte lentille sur la région à examiner. Ce mode d'éclairage, comme d'ailleurs aussi l'examen ophthalmoscopique, se fait le mieux dans une chambre obscure, parce qu'alors la partie éclairée ressort mieux sur le reste de l'organe demeuré dans l'ombre.

Le simple acte d'éclairer la pupille préserve d'une erreur importante que font parfois les médecins qui n'examinent pas à l'ophthalmoscope. Cette erreur consiste à prendre un affaiblissement de la vue pour un simple commencement de cataracte, alors qu'il s'agit en réalité d'une affection oculaire beaucoup plus grave, d'un glaucome, par exemple. Si, chez un sujet qui voit mal, la pupille s'éclaire complètement, la cause de l'affaiblissement de la vue ne peut être la cataracte. Dans de semblables conditions, dire au patient d'attendre « jusqu'à ce que la cataracte soit mûre », c'est souvent le vouer à une cécité incurable que l'on aurait pu prévenir par une intervention faite à temps. Chez les vieillards le cristallin présente parfois un aspect trouble, grisâtre qui pourrait en imposer pour une cataracte alors qu'en réalité l'organe est encore complètement transparent. Cela provient de ce que, avec l'âge, le cristallin va en se sclérosant ; d'où résulte une différence de réfraction plus grande entre le cristallin d'une part, l'humeur aqueuse et le corps vitré d'autre part, qui fait que la lumière incidente subit une réflexion plus considérable qu'à l'état normal sur les faces antérieure et postérieure du cristallin (souvent aussi sur le noyau lui-même quand il est très dur). C'est pourquoi le cristallin peut paraître grisâtre à l'éclairage simple, bien qu'il soit tout à fait transparent et ne voile en rien le fond de l'œil ; mais on ne pourra s'assurer de sa transparence complète qu'en envoyant de la lumière à travers cet organe au moyen du miroir.

2. L'EXAMEN OPHTHALMOSCOPIQUE A L'IMAGE DROITE.

Pour explorer le corps vitré et la surface du fond de l'œil, il faut s'approcher le plus près possible du patient afin d'embrasser la plus grande étendue du fond de l'œil. C'est en somme comme si l'on voulait voir dans une chambre à travers le trou de la serrure. (Pour les dimensions du champ visuel ophthalmoscopique, voir l'appendice). On examine le mieux l'œil droit avec son œil droit et l'œil gauche avec le gauche. Le patient doit regarder au loin tout à côté de la tête de l'observateur. On commence toujours par la recherche et l'examen de la papille, parce que la papille est, dans les conditions normales, la région la plus brillante du fond de l'œil et par suite la plus facile à trouver, qu'elle occupe à peu près le milieu du fond de l'œil, qu'elle est le centre d'irradiation des vaisseaux de la rétine et parce qu'enfin c'est en elle et au niveau de la région circonvoisine la plus proche que se manifestent de préférence plusieurs affections du fond de l'œil. Pour toutes ces raisons la papille convient parfaitement pour l'orientation sur le fond de l'œil et comme point de départ dans son exploration.

Pour une aussi petite distance de l'œil, il est souvent difficile pour le débutant de bien maintenir sa lumière. En outre on ne peut voir à la fois qu'une partie restreinte du fond de l'œil, laquelle n'excède guère l'étendue de la surface de la papille, même quand on se rapproche de l'œil autant qu'il est possible. C'est pourquoi le débutant trouve parfois difficilement la papille. Une autre difficulté encore consiste en ce que, pour voir nettement les détails, l'observateur doit accommoder son œil pour une distance toute différente de celle à laquelle se trouve le fond de l'œil.

La perception nette d'un point quelconque du segment antérieur de *P* nécessite à peu près le même effort d'accommodation que si les milieux de *P* n'avaient aucun pouvoir réfringent. Les rayons provenant du centre optique de *P* ne subissent aucune déviation du fait de leur passage à travers les milieux réfringents de *P* (1). Si, par exemple, *U* est placé à 20 centimètres du centre optique de *P*, l'effort d'accommodation né-

(1) Dans ces considérations d'optique, nous supposons avoir affaire à l'œil réduit, chez lequel la réfraction est envisagée comme se faisant seulement sur la face antérieure de la cornée.

cessaire pour la perception nette d'un point situé en ce centre optique devra correspondre exactement à cette distance. Il en est de même très approximativement pour tous lès points de *P* situés en avant du centre optique (1).

Le centre de courbure de la cornée constitue alors le point nodal (ou centre optique) de l'œil et son rayon de courbure est ainsi égal à sa distance du centre optique. Les chiffres de l'œil réduit de Listing sont les suivants : distance du centre optique à la cornée : 5 mm. — distance du centre optique au foyer postérieur : 15 mm. (la distance focale postérieure est donc de 20 mm.) — distance du foyer antérieur à la cornée (distance focale antérieure) : 15 mm. L'indice de réfraction de cet œil = 4/3 (= f''/f').

(1) Les rayons émanant d'un point quelconque de P situé en avant du centre optique ne subissent qu'une déviation insignifiante. Soit, par exemple, le bord pupillaire. Les rayons qui partent d'un point quelconque de ce bord sont réfractés par la cor-

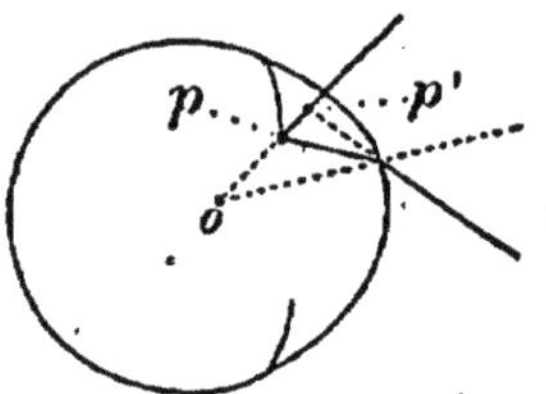

Fig. 10.

née dans une telle direction qu'ils semblent provenir d'un point situé un peu plus en avant (d'une fraction de mm.) et un peu plus éloigné de l'axe optique (Fig. 10 — *o* est le centre optique ; *p'* est l'image de *p*). Les points situés en arrière du centre optique sont, au contraire, un peu déviés en arrière.

Il en est autrement quand on veut voir les détails du fond de l'œil. Si *P* est adapté pour des rayons parallèles, les rayons qui proviennent d'un point quelconque du fond de l'œil sont parallèles à leur sortie de l'œil. Pour voir nettement ce point, l'observateur doit donc adapter son accommodation pour des rayons parallèles, c'est-à-dire pour une grande distance, alors que, placé très près de l'œil observé, il a conscience que l'objet qu'il veut voir est situé à quelques centimètres seulement de lui. C'est ce qui est difficile à faire pour le débutant. Celui-ci accommode et alors il voit le fond de l'œil non pas nettement mais d'une façon plus ou moins diffuse suivant qu'il accommode plus ou moins fortement. C'est pourquoi, dans l'examen du fond de l'œil, il pourra, au début, placer une lentille concave devant *P* ou derrière le miroir (un verre de 3 D. suffit en général pour l'emmétrope ; mais il est très utile de s'habituer le plus tôt possible à des verres de plus en plus faibles pour apprendre ainsi graduellement à relâcher toute son accommodation). Cette lentille donne aux rayons parallèles une direction telle qu'ils semblent provenir d'un point (le foyer de la lentille) plus rapproché que l'infini ; alors quand *U* accommode pour ce point il voit nettement le fond de l'œil *P*.

Si l'on fait abstraction des difficultés diverses que

le commençant rencontre toujours au début, il est très facile, dans tous les cas où le fond de l'œil est éclairable, de poser la condition optique nécessaire pour une vision nette des détails du fond de l'œil. Cette condition consiste en ce que les rayons provenant d'un point quelconque du fond de l'œil *P* doivent se réunir en un point sur la rétine de *U*.

L'observation a démontré que l'œil abandonné à lui-même dans une chambre obscure sans qu'il fixe rien relâche spontanément toute son accommodation. Il est cependant des cas (surtout chez les enfants) où l'accommodation ne se relâche pas complètement. On rencontre très fréquemment chez les enfants et les jeunes gens un état de l'accommodation tel que celle-ci entre en jeu et se relâche alternativement; mais, si l'on prolonge quelque peu l'examen, cet état particulier ne tarde pas à cesser.

Supposons maintenant que *U* soit emmétrope (1). *P* peut être emmétrope, hypermétrope ou myope.

1° *P* est *emmétrope*. *U* voit nettement sans verre les détails du fond de l'œil quand il relâche complètement son accommodation (fig. 11). Le débutant verra plus

---

(1) *U* peut dans tous les cas se rendre emmétrope en plaçant derrière le miroir le verre correcteur nécessaire.

facilement, comme nous l'avons dit, avec un verre concave.

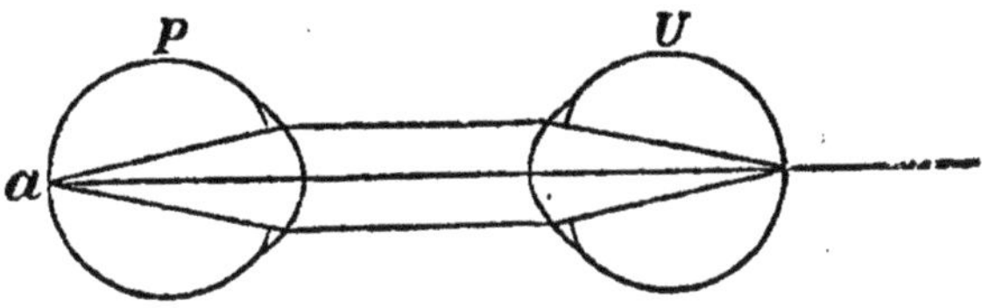

Fig. 11.

2° *P* est *hypermétrope*. *U* voit nettement le fond de l'œil sans verre quand il accommode pour le point *a*',

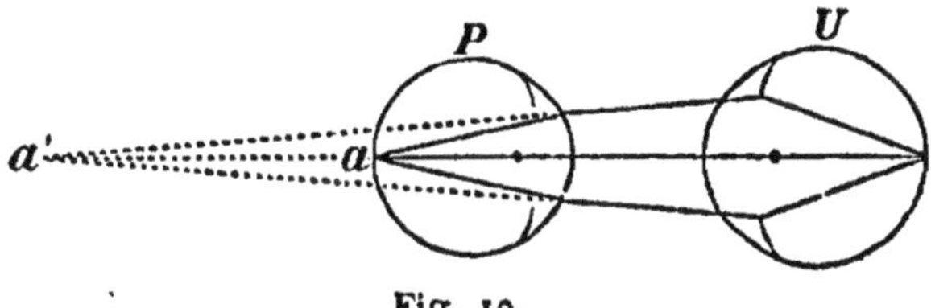

Fig. 12.

l'image de *a* que forment les milieux de P et qui est en même temps le punctum remotum de P (fig. 12).

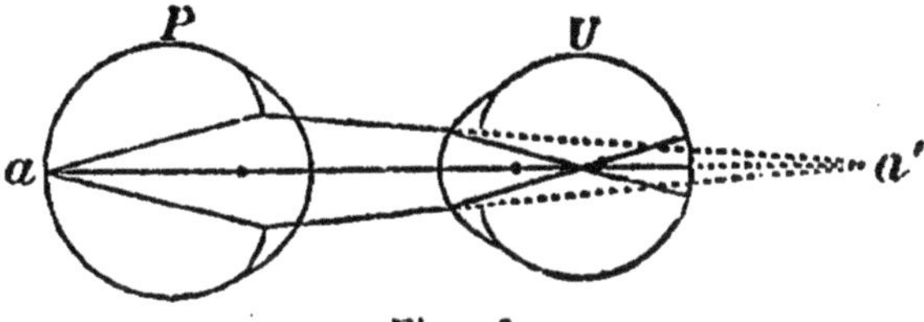

Fig. 13.

3° P est *myope*. Sans verre *U* ne peut voir nettement le fond de l'œil, car un œil emmétrope ne peut s'accommoder pour des rayons qui convergent vers lui; ces rayons se croiseront avant d'atteindre la rétine (fig. 13). *U* ne pourra voir exactement le fond de l'œil que grâce à un verre concave qui rend parallèles ou divergents les rayons convergents (fig. 14).

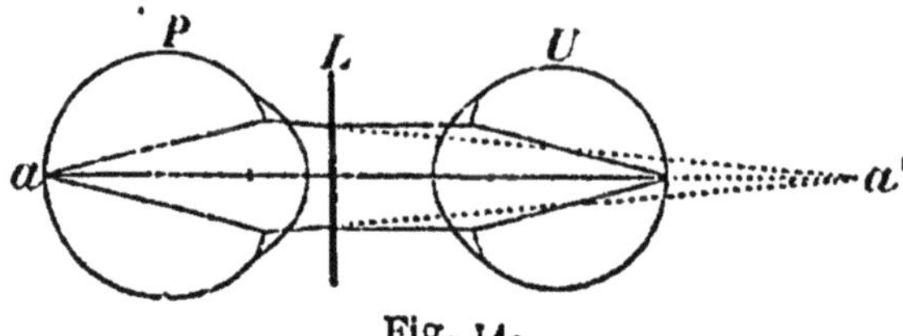

Fig. 14.

Cet examen est dit « *à l'image droite* » parce qu'on voit les détails du fond de l'œil dans leur position naturelle : ce qui est en haut est vu en haut, ce qui est à droite est vu à droite, etc.

Dans la fig. 15, *P* et *U* sont supposés emmétropes.

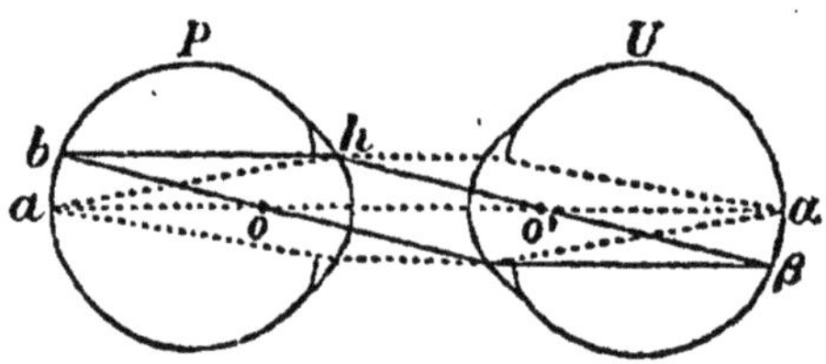

Fig. 15.

α est l'image de *a*, β celle de *b*. L'un quelconque des rayons émanant de *b* (lesquels rayons sont tous parallèles à l'axe optique secondaire *bo* à leur sortie de l'œil), par exemple, le rayon *ho'*, passe par *o'*, le centre optique de *U*, et ne subit plus ensuite de déviation. Là où ce rayon rencontre la rétine se trouve donc l'image de *b*, car tous les rayons qui arrivent de *b* en *U* se réunissent en une image sur la rétine de *U* (dans l'hypothèse que les deux yeux sont emmétropes). Ainsi β, l'image de *b*, se trouve directement en dessous de α l'image de *a*. *U* voit donc le point *b* placé au-dessus de *a* comme cela est en réalité.

Le grossissement de l'image droite.

Dans l'examen à l'image droite, on voit les objets du fond de l'œil fortement agrandis. Les milieux réfringents de *P* agissent à la façon d'une forte loupe. On peut facilement se faire une idée de la valeur de ce grossissement. Soient *P* et *U* emmétropes, comme dans la fig. 15 et soit $\alpha\beta$ l'image de *ab* ($o'\beta$ est parallèle à *bo*, fig. 16). L'angle $\alpha o'\beta$ est l'angle sous lequel *U* voit *ab*. Cet angle est égal à l'angle *aob*, $\angle aob = \frac{ab}{ao}$ (1). Supposons, par exemple, que *ab* soit le diamètre

(1) Un angle peut toujours être représenté par le rapport de l'arc au rayon : $\frac{b}{r}$. Pour les angles de petite ouverture on peut sans erreur sensible prendre la corde au lieu de l'arc ou bien

de la papille, que nous désignerons par p ; ao est égal à la distance focale postérieure diminuée de la distance du point nodal à la cornée ; nous désignerons ao par d. Ainsi l'angle sous lequel est vue la papille de $P = \frac{p}{d}$.

Si la papille de P pouvait être vue directement par U, c'est-à-dire en l'absence des milieux réfringents de P, l'angle sous lequel serait vue alors la papille serait égal à $\frac{p}{s}$, s représentant la distance entre la papille et U, (ou plus exactement le point nodal o'). Cette distance

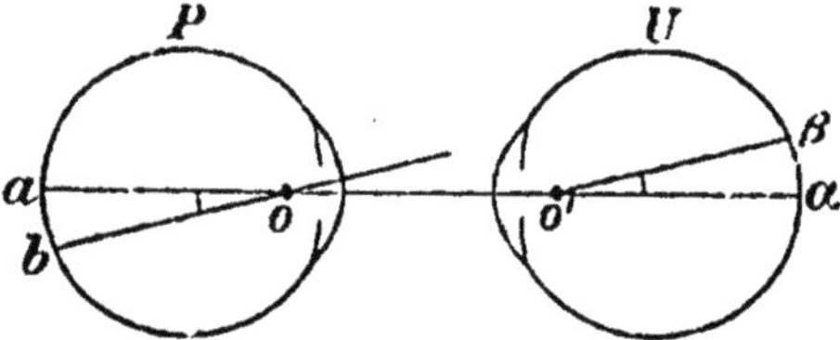

Fig. 16.

peut varier beaucoup, car un œil normal grâce à sa faculté d'accommodation peut voir nettement le même objet à des distances diverses. La moindre distance à la-

---

une droite tirée entre les côtés de l'angle tangentiellement à l'arc.

Veut-on représenter l'arc en degrés, on multiplie ce rapport par $\frac{180}{\pi}$. (Ainsi un angle de x degrés est dans le même rapport avec 180° que son arc avec la moitié de la circonférence: $\frac{x°}{180} = \frac{b}{r\pi}$, donc $x = \frac{b.\,180}{r\pi}$).

quelle nous puissions voir encore nettement est celle de notre punctum proximum ; mais en général nous n'utilisons pas cette distance dans nos examens. Si nous nous plaçons à une distance assez petite, telle que 20 ctm., l'angle sous lequel nous verrons la papille $= \frac{1,5}{200}$; le diamètre papillaire mesurant 1,5 mm. environ. Par contre, vue à travers les milieux réfringents de *P*, la papille apparaît sous un angle $= \frac{1,5}{15}$, si $d = 15$ mm.

Pour un système optique donné, le grossissement sera donc exprimé par le rapport de l'angle visuel sous lequel un objet est vu à travers ce système avec l'angle sous lequel ce même objet serait vu à l'œil nu.

Ainsi dans le cas présent ce rapport est $\frac{p}{d} = \frac{p}{s}$; le grossissement est donc égal à $\frac{s}{d}$ et dans l'exemple choisi $= \frac{200}{15} = 13\ 1/3$.

Toutes conditions égales, *le grossissement est plus petit chez l'hypermétrope que chez l'emmétrope, plus grand chez le myope* (1).

---

(1) Dans l'emmétropie, E, le foyer postérieur de l'œil est sur la rétine. Dans l'hypermétropie, H, la rétine se trouve en avant du foyer postérieur. Cela peut tenir soit à ce que l'axe de l'œil est trop court (hypermétropie axile, HA), soit à ce que la force réfringente est trop faible et par suite la distance focale trop grande

En raison de ce fort grossissement, l'examen à l'image droite est de beaucoup supérieur à l'examen à

(hypermétropie de réfraction, HR). En général (et toujours dans les degrés élevés) l'hypermétropie est de cause axiale.

La myopie, M, où la rétine est en arrière du foyer postérieur, peut également ou bien être de nature axiale, M A. ou bien provenir d'un excès de pouvoir réfringent, M R. En général et notamment dans les degrés élevés elle est due à l'allongement de l'axe.

Le grossissement de l'image ophthalmoscopique dans l'HR et la MR sera étudié au chapitre de l'astigmatisme (voir plus loin) où il est d'une grande importance pratique. Ici nous nous occuperons de savoir dans quel rapport avec le grossissement chez l'emmétrope est le grossissement dans l'HA et la MA. Nous partons de l'hypothèse que le pouvoir réfringent est le même chez l'E, l'H et le M, que la longueur seulement de l'axe antéro-postérieur de l'œil varie.

Le centre optique de *U* sera toujours plus éloigné de *P* que *f*, le foyer antérieur de *P*. Dans ce cas, l'angle sous lequel est vu un objet sur le fond de l'œil *P* paraîtra le plus grand quand l'objet se trouve encore en arrière du foyer postérieur de P. Les choses se passent tout comme à travers une loupe.

Soit *ab* (Fig. 17) une partie du fond de l'œil d'égale étendue dans un œil court (H), un œil moyen (E) et un œil long (M).

Le rayon *bc*, parallèle à l'axe optique, passera, après sa réfraction à la sortie de l'œil, par *f* le foyer principal antérieur de *P*. L'image de *b* formée par les milieux réfringents se trouvera dans les trois cas sur la droite *cf* ou sur son prolongement en arrière (le point où se forme l'image est déterminé par l'intersection de la droite *cf* avec l'axe optique secondaire *ob*) : chez le M en b^m, chez l'E à l'∞, chez l'H en b^h. L'image de *a* se trouve sur l'axe optique principal *ao*, respectivement en a^m, à l'∞ et en a^h. Si nous tirons les droites $b^m o'$, $b^e o'$ parallèle à *cf* (cette droite $b^e o$ étant considérée comme venant chez l'emmétrope d'un point b^e

l'image renversée pour l'observation des détails de structure du fond de l'œil. Mais le grossissement de

---

situé à l'infini) et $b^h o'$ nous aurons ainsi tracé les angles respectifs sous lesquels U voit l'objet dans les trois états de la réfraction.

La fig. 17 montre que l'angle est le plus grand dans la M ($< \alpha o' \beta^m$), le plus petit dans l'H ($< \alpha o' \beta_h$) et d'une valeur intermédiaire dans l'E ($< \alpha o' \beta^e$). On voit encore que dans la M cet angle augmente ou diminue suivant que U s'éloigne ou se rapproche de P. C'est l'inverse dans l'H. Dans l'E la grandeur de l'angle reste la même quelle que soit la distance de U.

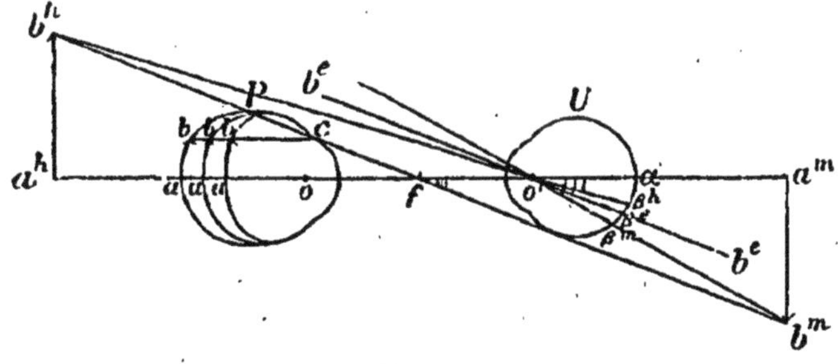

Fig. 17.

Si U se rapproche suffisamment de P pour que son centre optique coïncide avec f, ab sera vu sous le même angle dans les trois cas. Alors le grossissement sera le même qu'il s'agisse de M, d'E ou d'H.

Si le centre optique de U pouvait encore venir se placer en deçà de f, alors l'angle sous lequel est vu ab serait le plus grand chez l'H, le plus petit chez le M.

Si l'on place devant P le verre qui corrige l'amétropie de cet œil, la valeur du grossissement en sera influencée. Si le verre est placé de telle façon que son centre optique coïncide avec le foyer principal antérieur de P (Fig. 18) le grossissement est alors le mêl'image renversée, bien que loin d'être aussi considérable que celui de l'image droite, présente cependant déjà une valeur utile. Ce grossissement de l'image fait que l'examen ophthalmoscopique est parmi les procédés d'exploration de l'organisme vivant l'un des plus exacts et des plus admirables. Les modifications anatomiques qui en raison de leur petitesse se dérobent à l'examen à l'œil nu deviennent facilement perceptibles grâce à l'ophthalmoscope.

Dans la description de ce que l'on voit sur le fond

me dans la M, l'E et l'H et de plus il est indépendant de la distance de *U*. *L* est la lentille correctrice de *P*. Les rayons venant de *b* seront alors dans les trois cas parallèles au rayon *cf* après leur passage à travers *L* (pour plus de simplicité dans la figure, des

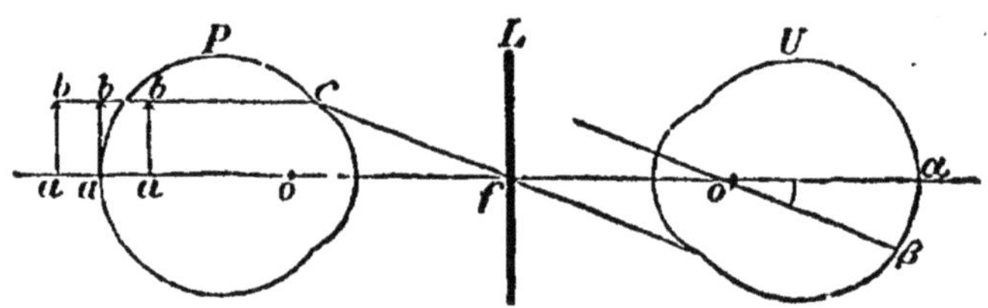

Fig. 18.

rayons venant de *b* un seul est figuré); *o'β* est tracé parallèle à *cf*; ainsi *β* est dans les trois cas l'image de *b* sur la rétine.

En réalité cependant le verre correcteur quand il est placé derrière le miroir sera toujours un peu plus loin de *P* que *f* et dans ce cas le grossissement est le plus fort dans la M, le moindre dans l'H.

de l'œil, il est nécessaire d'indiquer la grandeur de l'objet observé, sa distance de la papille, etc. Il ne serait d'aucune utilité d'établir une mesure commune pour ces évaluations, car sous ce rapport l'appréciation varie souvent d'un observateur à l'autre ; il en est ici comme dans l'examen microscopique. La distance à laquelle est projetée l'image de l'objet pouvant varier quelque peu, il en résulte des évaluations différentes de la grandeur de cette image. Si l'on accommode pendant l'examen, il arirve facilement que l'on projette l'objet à une moindre distance et celui-ci apparaît alors plus petit (précisément comme dans la projection d'une image : si, par exemple, on projette l'image de la flamme d'une lampe sur un plan situé au delà de la lampe, elle apparaît plus grande que la flamme ; elle apparaît au contraire plus petite si on la projette sur une surface plus rapprochée que la lampe).

On exprimera la grandeur et la distance sur le fond de l'œil en prenant comme unité de mesure les dimensions des objets mêmes qui se trouvent sur le fond de l'œil, par exemple : le diamètre papillaire, le calibre d'un gros vaisseau rétinien.

Il n'y a pas seulement que des mesures de surface à faire sur le fond de l'œil ; on aura souvent aussi à apprécier l'épaisseur, la profondeur. Celle-ci pourra s'évaluer soit au moyen du déplacement paralactique des divers points relativement les uns aux autres, soit par la détermination de la réfraction pour chaque point pris isolément, la différence de réfraction étant en pareil cas dans un rapport constant avec la différence de profondeur. Ce dernier moyen sera étudié plus loin ; nous dirons ici seulement quelques mots concernant le *déplacement paralactique.*

Si l'on considère à l'image droite deux points sur le fond de l'œil, dont l'un se trouve plus en avant que l'autre et si l'on meut légèrement sa tête et le miroir dans le sens horizontal ou vertical, on constate que le point antérieur présente par rapport au point postérieur un mouvement opposé à celui du miroir. Par ce moyen, on réussit, par exemple, à se rendre exactement compte du coude que font les vaisseaux dans l'excavation physiologique. Pour une position donnée de l'observateur un vaisseau vu dans la perspective du bord de l'excavation apparait fortement en raccourci ; pour une autre position en sens opposé il se voit sous un raccourci moindre. Cet aspect donne tout de suite une vive impression *stéréoscopique* de la profondeur.

La détermination de la réfraction par l'examen à l'image droite.

L'examen à l'image droite ne nous fournit pas seulement les éléments pour le diagnostic des modifications anatomiques qui peuvent se produire dans l'intérieur de l'œil, il nous permet encore de déterminer la conformation optique de l'œil, sa réfraction objectivement, c'est-à-dire sans avoir recours aux renseignements du patient.

Chez les jeunes enfants l'ophthalmoscope seul peut nous donner l'état de la réfraction. Mais cette méthode est indispensable dans beaucoup d'autres cas encore. En effet il arrive parfois que les renseignements obtenus par la recherche de l'acuité visuelle du patient et par les déductions que l'on en tire pour la nature et la valeur de la réfraction sont très incertains ou sont dénaturés intentionnellement (simulation) ; dans ce cas la détermination de la réfraction par l'examen ophthalmoscopique est nécessaire. Enfin comme moyen pour vérifier la valeur de la réfraction trouvée par l'examen de l'acuité visuelle, il joue encore dans bien des cas un rôle important. C'est ainsi, par exemple, qu'à l'examen de l'acuité visuelle, l'hypermétropie pourra rester latente en grande partie alors que l'examen à l'ophthalmoscope la rend totalement manifeste.

Pour déterminer la réfraction à l'image droite il ne suffit pas seulement que le patient n'accommode point, *il faut encore que l'examinateur puisse relâcher toute son accommodation et qu'il connaisse l'état de sa réfraction.*

Partons de l'hypothèse que l'observateur est *emmétrope* et qu'il *n'accommode pas*. Il peut toujours d'ailleurs se rendre emmétrope en plaçant derrière le miroir le verre correcteur de son amétropie.

Si *P* est *emmétrope*, *U* verra nettement sans verre les détails du fond de l'œil (1). Les verres convexes ou concaves rendent l'image du fond de l'œil indistincte.

Si *P* est *hypermétrope*, *U* ne pourra voir nettement le fond de l'œil qu'avec une lentille qui rende parallèles les rayons divergents provenant d'un point quelconque du fond de l'œil de *P*. Ce devra donc être une

---

(1) Les parties du fond de l'œil qui conviennent le mieux comme objet de fixation pour déterminer la réfraction à l'aide de l'ophthalmoscope sont les vaisseaux qui circulent sur la papille et autour de celle-ci, spécialement les fines ramifications qui se trouvent sur son bord temporal. Le plus ou moins de netteté avec lequel on distingue les contours de la papille et l'aspect granulé du fond de l'œil peut également servir de point de repère.

lentille convexe ayant son foyer au punctum remotum de *P* ; c'est-à-dire que sa distance focale doit être égale à la distance du punctum remotum de *P*. La force dioptrique de cette lentille représente donc la valeur de l'hypermétropie.

Si *P* est *myope*, *U* ne verra distinctement le fond de l'œil qu'avec une lentille qui rende parallèles les rayons convergents émanant d'un point quelconque du fond de l'œil, c'est-à-dire une lentille concave dont la distance focale soit égale à la distance du punctum remotum de *P*, en d'autres termes la lentille correctrice de la myopie de *P*.

Quand *U* accommode, c'est comme s'il plaçait devant son œil une lentille positive. Dès lors il pourra voir nettement le fond de l'œil d'un hypermétrope avec un verre positif plus faible ou même sans verre (fig. 12). Pour amener un relâchement plus complet de son accommodation, *U* doit chercher la lentille convexe la plus forte avec laquelle il voit encore nettement tous les détails du fond de l'œil. S'il ne relâche pas toute son accommodation, il trouvera une lentille convexe trop faible et attribuera à l'hypermétropie une valeur inférieure à la valeur réelle.

Chez le myope, *U*, s'il accommode, verra le fond de l'œil avec un verre concave plus fort que s'il n'accommodait pas. Ce verre concave sera précisément trop fort d'une valeur égale à la quantité de force accommodatrice mise en jeu par *U*. Par conséquent *U* devra chercher toujours la lentille négative la plus faible avec laquelle il voit nettement le fond de l'œil myope. S'il ne relâche pas complètement son accommodation il trouvera un verre concave trop fort et par suite attribuera à la myopie une valeur trop élevée.

La marche à suivre est donc ici la même que pour la détermination de la réfraction par l'examen de l'acuité visuelle. Dans cette dernière méthode c'est l'accommodation de *P* qui peut fausser les résultats ; dans la détermination de la réfraction par l'ophthalmoscope l'erreur pourra provenir aussi de l'accommodation de *U*.

En résumé et d'une manière générale on peut dire que *le verre concave le plus faible ou le verre convexe le plus fort avec lequel l'observateur emmétrope et n'accommodant pas voit distinctement le fond de l'œil examiné donne l'expression exacte de la réfraction de celui-ci.*

La marche à suivre dans cet examen est la suivante : L'observateur emmétrope regarde d'abord le fond de l'œil sans verre. Deux alternatives sont alors possibles :

1. Il voit nettement le fond de l'œil — ou bien

2. Il ne le voit pas nettement.

Dans le premier cas, il est évident que *P* n'est pas myope, il peut seulement être emmétrope ou hypermétrope (1). Pour établir alors le diagnostic *U* place derrière le miroir une lentille convexe faible. Si *P* est emmétrope le fond de l'œil apparaîtra moins net. Si *P* est hypermétrope il restera distinct. Alors *U* fait passer derrière le miroir des verres convexes de plus en plus forts jusqu'à ce que le fond de l'œil commence à devenir indistinct. Le dernier verre avec lequel le fond de l'œil est encore vu nettement indique le degré de l'hypermétropie.

Dans le second cas, quand *U* ne voit pas nettement sans verre, la myopie peut en être la cause (abstraction faite des états anormaux des milieux, comme l'astigmatisme, les troubles de la transparence). *U* essaye alors *si un verre concave rend le fond de l'œil plus distinct* ; si cela est en effet, c'est que *P* est myope et alors le verre concave le plus faible avec lequel le fond de l'œil peut encore être vu nettement exprime le degré de la myopie.

Dans les cas où *P* est hypermétrope, il arrive parfois que *U* ne voit pas nettement sans verre le fond de

(1) En général on n'a pas le sentiment exact si l'on accommode ou non quand il ne s'agit que de faibles efforts d'accommodation.

l'œil soit parce qu'il n'a pas une force d'accommodation suffisante, soit parce qu'il ne met pas en jeu son accommodation. L'essai avec les verres convexes rendra alors le fond de l'œil distinct.

Si *U* n'est pas emmétrope il peut néanmoins faire l'examen comme l'emmétrope et cela sans corriger sa réfraction par un verre spécial (cette correction n'est pas toujours facile à réaliser); il suffit seulement alors, quand il a trouvé le verre concave le plus faible ou le verre convexe le plus fort avec lequel il voit nettement, qu'il en déduise la valeur de son anomalie de réfraction. Quelques exemples feront mieux comprendre cette manière de procéder :

U est myope de 2 D. Le verre trouvé $= -5$ D. donc le verre qui corrige $P = -3$ D., car $-5 - (-2) = -3$. *P* a une myopie de 3 D. — Ou bien, le verre trouvé $= +4$ D. Alors le verre correcteur de $P = +6$ D. puisque $+4 - (-2) = +6$. *P* est donc hypermétrope de 6 D.

U est hypermétrope de 3 D. Le verre trouvé $= -2$ D. Le verre correcteur de $P =$ donc -5 D. $(-2 - (+3) = -5)$. *P* a donc une myopie de 5 D. — Ou bien, le verre trouvé $= +5$ D. Alors le verre correcteur de $P = +2$ D. $(+5 - (+3) = +2)$. *P* est donc hypermétrope de 2 D. — Ou bien encore le verre trouvé

= o D., est un verre plan. Donc le verre correcteur de $P = -3$ D. car o — (+ 3) = — 3. P est donc myope de 3 D.

Les verres nécessaires pour la détermination de la réfraction à l'image droite seront le mieux placés sur l'ophthalmoscope lui-même et disposés de façon à pouvoir être portés rapidement l'un après l'autre derrière l'ouverture du miroir.

L'ophthalmoscope muni d'une semblable série de verres constitue ce qu'on nomme *l'ophthalmoscope à réfraction. La lentille sera toujours ici tenue un peu plus éloignée de P que ne l'est le verre lors de la détermination de la réfraction par l'examen fonctionnel.* C'est pourquoi, dans les degrés élevés d'amétropie, quand on ne tient pas compte de cette distance, les indications fournies par l'ophthalmoscope peuvent différer de celles données par l'examen fonctionnel.

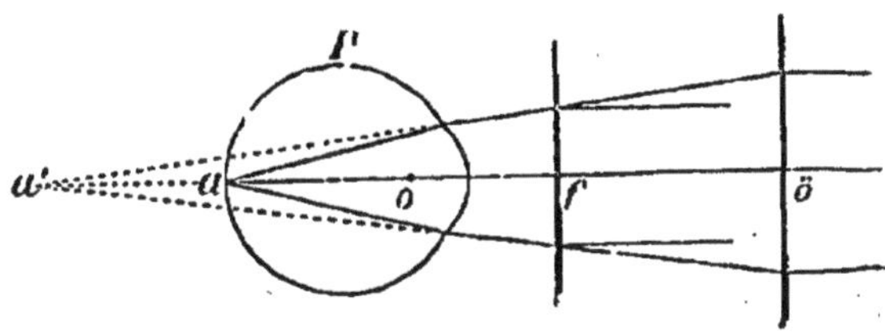

Fig. 19.

Soit P hypermétrope dans la figure 19. Lors de l'examen de l'acuité visuelle (ou quand le patient porte des lunettes) les verres se trouvent devant l'œil à peu près au foyer antérieur *f*. Pour que dans cette situation la lentille corrige l'hypermétropie il faut que sa distance focale soit égale à *fa'*, *a'* étant le punctum remotum de *P*. Dans l'examen à l'ophthalmoscope le verre se trouve à peu près en *o'*. Pour qu'il corrige l'hypermétropie, sa distance focale doit être égale à *a'o'*, c'est-à-dire être plus grande de la distance *fo'* que quand le verre se trouve en *f*.

Cette différence n'a pas d'importance quand l'H est faible (quand *a'* est relativement éloigné). S'il y a, par exemple, 1 D. d'H, c'est-à-dire si l'H est corrigée par + 1 D. placée en *f* et si *fo'* = 2 ctm., la distance focale du verre qui placé en *o'* doit corriger cette H sera de 102 ctm. Donc sa force réfringente = 100/102 D., c'est-à-dire qu'elle sera seulement de 1/51 D. plus faible que celle du verre placé en *f*, ce qui est une différence insignifiante.

Mais si l'H est élevée (si *a'* est rapproché de *P*) la la valeur *fo'* prend alors une importance d'autant plus grande que l'H est considérable. Il importe alors que *U* se rapproche de *P* le plus possible afin de réduire *fo'* au minimum (environ 2 ctm.).

Si, par exemple, on trouve à l'ophthalmoscope + 6D. comme verre correcteur, c'est que *o'a'* (= la distance focale de ce verre) = 16 2/3 ctm. ; tandis que, placée en *f*, la lentille correctrice devra avoir 14 2/3 ctm. de distance focale, c'est-à-dire une force réfringente d'à peu près 7 D.

Si *P* est myope, la différence dans la distance du verre a une importance semblable ; seulement c'est en sens inverse : *o*' étant ici plus rapproché que *f* du punctum remotum de l'œil myope, le verre correcteur trouvé sur l'ophthalmoscope est plus fort que celui de l'examen fonctionnel. Cette différence est sans importance dans la myopie faible, mais elle n'est pas à négliger dans les hauts degrés de myopie. Si, par exemple, *P* a 10 D. de M, c'est-à-dire si sa M est corrigée par un verre de — 10 D. placé en *f*, le verre placé en *o*, pour corriger cette myopie devra avoir une distance focale de 8 ctm., c'est-à-dire une force réfringente de 12,5 D. On trouvera donc dans ce cas à l'examen ophthalmoscopique la myopie trop forte de 2,5 D.

Dans ces cas le calcul est le plus facile pour l'observateur emmétrope quand il évalue la force réfringente des lentilles par l'expression de leur distance focale en pouces. S'il se place de telle façon que la distance *o'f* soit de 1 pouce et s'il trouve à l'ophthalmoscope comme verre correcteur une lentille de — 4 pouces, par exemple, la distance focale du verre correcteur placé en f sera de — 4 + (— 1) = — 5 pouces (soit, exprimée en dioptries, une force réfringente de 40/5 = — 8 D.). Si *U* trouve + 5 pouces à l'ophthalmoscope, la lentille correctrice à l'examen fonctionnel = 5 — 1 = + 4 pouces (soit une force réfringente de 40/4 = + 10 D.).

L'observateur amétrope, quand il ne corrige pas son amétropie, a plus à calculer. Le mieux pour lui est de déterminer d'abord à l'ophthalmoscope, de la manière sus-indiquée la réfraction de *P* en dioptries (ce qui pour lui est plus simple que par la division en pouces); puis en divisant 40 par le nombre de dioptries trouvé, il calcule en pouces la distance focale du verre correcteur trouvé à l'ophthalmoscope (ce qui est plus facile que l'évaluation en centimètres); alors il procède comme l'observateur emmétrope.

L'éloignement de la lentille de l'œil a donc dans les degrés élevés d'H et de M cette influence que *le verre correcteur ainsi trouvé est trop faible pour l'hypermétropie, trop fort pour la myopie.*

La valeur de la réfraction trouvée par l'ophthalmoscope est parfois en désaccord dans d'autres cas encore avec celle trouvée à l'examen fonctionnel.

Ainsi notamment, comme l'hypermétrope, surtout l'hypermétrope jeune accommode pendant l'examen fonctionnel, tandis qu'il n'accommode pas lors de l'examen ophthalmoscopique, il en résulte que ce dernier seul permet de déterminer l'hypermétropie totale.

Enfin les différences de niveau dans le fond de l'œil peuvent être aussi une cause de différence. Ainsi, par exemple, chez le myope la papille, sur laquelle se détermine la réfraction à l'ophthalmoscope est assez souvent située plus près du centre optique que la macula placée, elle, au pôle postérieur, parce que chez le myope le segment postérieur est souvent dilaté en arrière du plan de la papille : dans ce cas on trouve la myopie plus forte à l'examen fonctionnel qu'à l'ophthalmoscope. L'inverse peut aussi se présenter. La région de la macula ne convient pas pour la détermination de la réfraction à l'ophthalmoscope, à cause de l'absence de contours accusés, du peu de netteté de l'aspect granulé du fond de l'œil à son niveau et de l'éblouissement et du resserrement de la pupille que provoque chez le patient l'éclairage intense de la macula.

Enfin il est à noter que cette méthode d'évaluation de la réfraction n'est exacte que jusqu'à un certain degré seulement; des observateurs habiles arrivent à apprécier des différences de 1 D.

La détermination de la réfraction par l'ophthalmoscope est un excellent moyen pour juger des différences de profondeur sur le fond de l'œil et en quelque sorte pour les mesurer. Nous pouvons mesurer la profondeur d'une excavation de la papille et cela en déterminant la réfraction sur le bord de la papille d'abord, puis sur le fond de l'excavation. Une différence de réfraction de 1 D. correspond à une différence de profondeur de 1/3 mm.

Nous pouvons aussi par ce moyen mesurer approximativement à quelle distance en avant du fond de l'œil est situé un trouble du corps vitré en recherchant le verre convexe le plus fort avec lequel le trouble est encore vu nettement (1).

---

(1) Tout système dioptrique présente cette propriété que le produit de la distance d'un objet à l'un des foyers par la distance de l'image de cet objet à l'autre foyer est égal au produit des deux distances focales du système : ainsi $\varphi'\varphi'' = l'l''$. Dans le cas qui nous occupe, φ' représente la distance focale antérieure de l'œil, φ'' la distance focale postérieure, l'' la distance entre un objet situé dans le corps vitré (g) et le foyer postérieur de l'œil (f'') l' la distance de g' (l'image de g) au foyer antérieur f'. V. fig. 20. On a ainsi $l'' = \frac{\varphi'\varphi''}{l'}$; $\varphi' = 15$ m.m., $\varphi'' = 20$ mm. (dans l'œil réduit). Ainsi $l'' = \frac{300}{l'}$. Soit U emmétrope ou rendu tel par correction. Alors le verre convexe le plus fort qui, placé en f', fait voir nettement le point g doit avoir $f'g'$ pour distance focale. Cette distance focale $= l'$. Si nous divisons 300 par cette

3. L'EXAMEN OPHTHALMOSCOPIQUE A L'IMAGE RENVERSÉE.

Ce procédé d'exploration fut institué par RUETE en 1852.

---

distance focale (exprimée en millimètres) nous obtenons l'' (en millimètres).

Si P est emmétrope, l'' représente la distance de l'objet au fond de l'œil. Si P est myope ou hypermétrope, le fond de l'œil se trouve respectivement en arrière ou en avant du foyer posté-

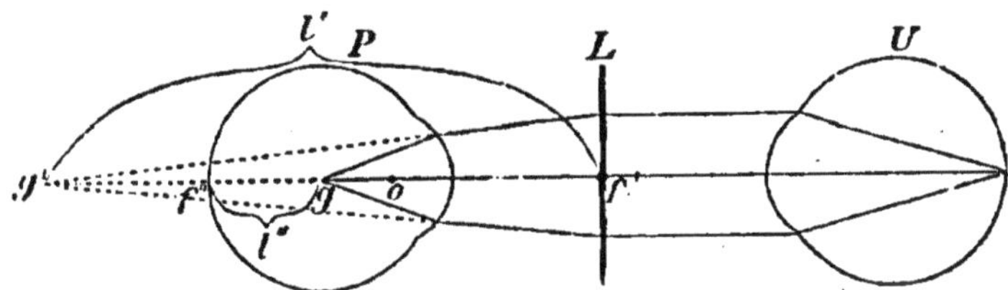

Fig. 20.

rieur. La distance de celui-ci au fond de l'œil devra donc être ajoutée à l'' ou en être déduite pour connaître la distance du fond de l'œil à laquelle se trouve l'objet dans le corps vitré. 3 D. de M ou d'H représente une distance du fond de l'œil à f'' de 1 mm. : 6 D. une distance de 2 mm., etc. (Ce qui sera calculé de la même façon que la distance de g à f'') .

Exemple : Avec + 10 D. placé devant P dans une monture de lunettes, donc situé approximativement au foyer antérieur de P, un trouble limité du corps vitré est vu nettement et un verre plus fort enbrouille l'image. La distance focale de 10 D = 100 mm. Donc $l'' = \frac{300}{100} = 3$ mm. C'est à cette distance du fond de l'œil

Pour le pratiquer on se sert d'un miroir concave de 20 à 25 ctm. environ de distance focale et d'une forte lentille convexe de 10 à 20 D., le mieux de 13 D. Cette lentille sera tenue devant *P* à une distance de celui-ci d'environ sa distance focale. C'est la distance qui permet de voir la plus grande étendue possible du fond de l'œil (voir plus loin, pour le champ visuel ophthalmoscopique). Avec le miroir éloigné de 25 à 35 ctm.

---

qu'est situé ce trouble quand *P* est emmétrope. Si le trouble est encore vu nettement avec 20 D. (50 mm. de distance focale) sa distance est le double.

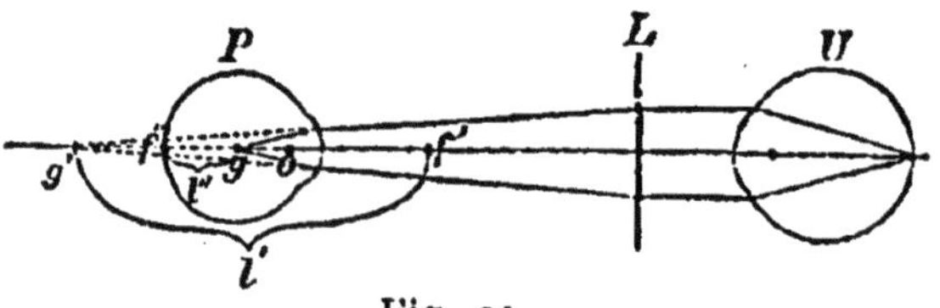

Fig. 21.

Si, comme c'est d'ordinaire le cas, le verre est placé derrière le miroir, par conséquent en avant du foyer antérieur de *P*, le résultat sera alors un peu différent ; V. fig. 21. Ici l' = la distance focale du verre diminuée de la distance de ce verre au foyer antérieur de *P*. Si le verre est, par exemple, à 20 mm. en avant du foyer antérieur de *P* et si sa distance focale est, comme ci-dessus, de 100 mm., $l' = 100 - 20 = 80$ mm. Donc $l'' = \frac{300}{80} = 3\ 3/4$ mm. environ. Si *g* est encore vu nettement avec 20 D. $l'' = \frac{300}{50-20} = 10$ mm. Les 2 ctm., dont le verre se trouve en avant du foyer antérieur de *P*, amènent donc une différence importante, d'autant plus considérable que le verre est plus fort (c'est-à-dire que le trouble est plus antérieur).

de la lentille, U envoie de la lumière dans P à travers la lentille. Celle-ci projette le fond de l'œil de P en une image réelle, renversée et agrandie qui se trouve entre la lentille et l'observateur et que celui-ci peut voir nettement en accommodant pour sa distance.

L'observateur n'a pas la sensation que cette image du fond de l'œil se trouve entre lui et la lentille ; il croit la voir au delà de celle-ci. C'est pourquoi il arrive au débutant, quand il est emmétrope ou hypermétrope d'éprouver parfois quelque difficulté pour accommoder pour la véritable position de l'image.

En outre la perception de l'image peut être gênée par la présence de *trois reflets lumineux*. Deux de ces reflets proviennent de la lentille : l'un formé par la face antérieure du verre est une image virtuelle et plus petite de la source lumineuse et placée derrière la lentille, l'autre formé sur la face postérieure agissant comme miroir concave est une image réelle et renversée située en avant de la lentille. Par une petite inclinaison de la lentille ces deux reflets s'écartent en sens opposé de la ligne de vision et alors ils ne gênent plus. Cette inclinaison devra toutefois n'être exécutée qu'autant qu'il est nécessaire seulement, car l'image du fond de l'œil pourrait être déformée par un mouvement plus prononcé.

Le troisième reflet se forme sur la cornée et consiste en une image virtuelle de la flamme, laquelle apparaîtra grossie par le verre et cela d'autant plus qu'elle se forme plus près du foyer de celui-ci. Lorsque l'endroit où se forme l'image coïncide avec le foyer de la lentille le reflet occupe toute la lentille. C'est à peu

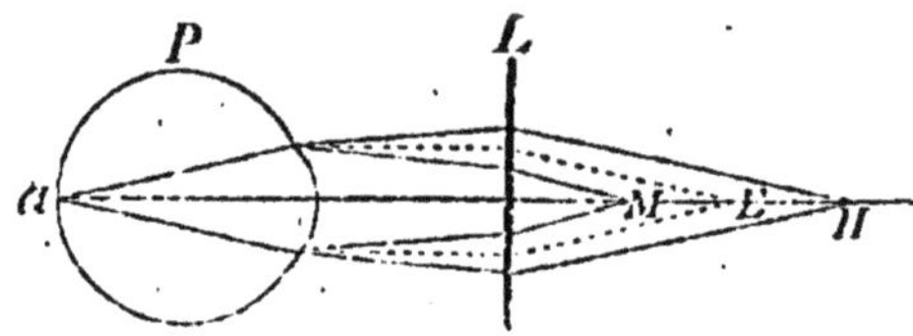

Fig. 22.

près ce qui arrive quand la pupille se trouve au foyer du verre convexe. Celui-ci sera de préférence tenu à une distance de *P* telle que la pupille apparaisse un peu moins grande que la lentille (c'est-à-dire que la pupille se trouve encore en dedans de la distance focale postérieure du verre), puis par un petit mouvement de latéralité de la lentille on déplace ce reflet cornéen en sens inverse du déplacement de l'image réelle du fond de l'œil et l'on s'affranchit ainsi facilement de cette cause de gêne.

Considérons d'abord l'image réelle d'un *point* quelconque du fond de l'œil de *P* (fig. 22).

Si *P* est *emmétrope*, le cône de rayons provenant de *a* et sortant à travers la pupille abandonne l'œil sous la forme d'un faisceau de rayons parallèles à l'axe optique secondaire du point *a*. Dans la fig. 22, cette ligne coïncide avec l'axe de la lentille. Par conséquent ces rayons se réuniront de l'autre côté de la lentille au foyer de celle-ci. Si *P* est *hypermétrope*, ces mêmes rayons venant de *a* se réuniront à une distance un peu plus grande de la lentille. Si *P* est *myope*, ils se réuniront à une distance moindre. Dans la fig. 22, les points de réunion correspondants sont indiqués respectivement par les lettres *E*, *H* et *M*.

La réfraction de *P* trouve ainsi son expression dans la distance de l'image à la lentille.

Cette image se trouve chez le myope plus rapprochée de la lentille que chez l'emmétrope, plus éloignée chez l'hypermétrope. Par la mesure de cette distance on peut exprimer l'état de la réfraction (SCHMIDT-LIMPLER a basé sur ce principe une méthode pratique pour déterminer la réfraction).

Représentons-nous d'abord l'image d'une petite partie, *a b*, du fond de l'œil (fig. 23). *P* est emmétrope. De *b* part, en passant par *o*, un rayon directeur ou axe optique secondaire auquel sont parallèles, à leur sortie de *P*, tous les rayons venant de *b* à travers la pupille. Le rayon qui passe par le centre optique *O* de la lentille n'est pas dévié et l'image de *b* se trouvera sur ce rayon, à une distance de la lentille égale à la distance focale de celle-ci. *AB* est donc l'image renversée de *a b*.

Le grossissement est exprimé simplement par le rapport de la grandeur de l'image réelle à la grandeur de l'objet du fond de l'œil : $\frac{AB}{ab}$. Or $\frac{AB}{ab} = \frac{AO}{ao}$. *AO* est la distance focale de la lentille ; *a o* est la distance du centre optique de l'œil à la rétine. Ainsi donc, *quand P est emmétrope le grossissement de l'image renversée est indépendant de la distance de la lentille à P.*

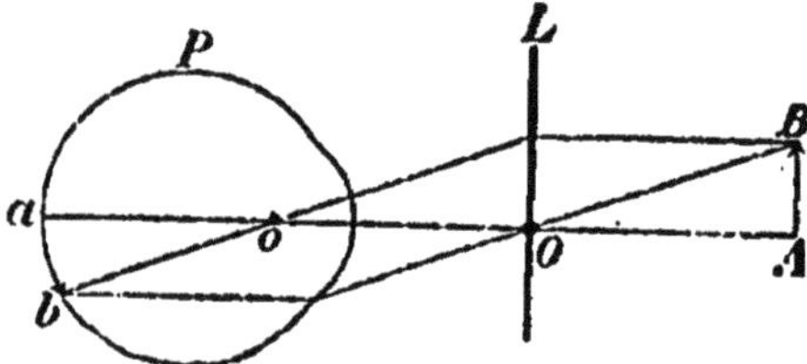

Fig. 23.

Si, par exemple, la distance focale de la lentille = 8 ctm., comme la distance du centre optique de l'œil à la rétine = 15 mm., le grossissement = $\frac{8}{1,5} = 5 \frac{1}{3}$.

Plus la lentille est réfringente, c'est-à-dire plus sa distance focale est courte, plus le grossissement de l'image renversée est faible, et inversement.

Il est très facile de constater que l'image de la papille apparaît beaucoup plus petite avec une lentille de 18 D. qu'avec une lentille de 12 D.

Le grossissement de l'image dans les cas de M et d'H, envisagé comparativement avec le grossissement dans l'E, dépend de la distance à laquelle la lentille se trouve de *P*. Si la lentille est rapprochée de *P*, l'image est plus grande dans l'H que dans l'E, elle est plus petite en cas de M.

Pour la myopie et l'hypermétropie axiales (*MA* et *HA*) la chose sera rendue claire par la figure suivante (Fig. 24) :

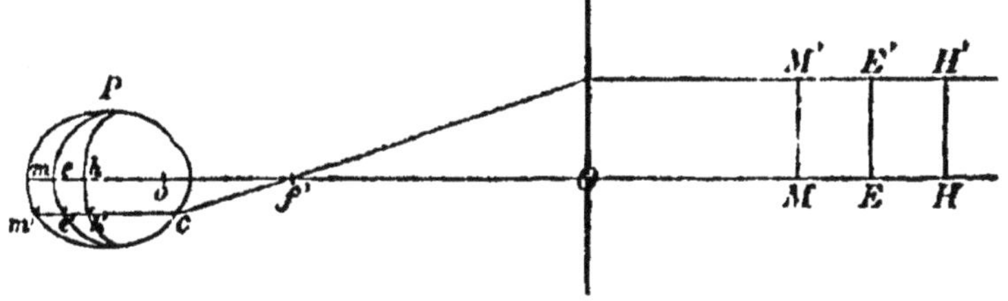

Fig. 24.

Si *P* est emmétrope le fond de l'œil se trouve en *e*, il est en *m* si *P* est myope, en *h* si *P* est hypermétrope.

Si la lentille est distante du foyer antérieur de *P* (*f'*) d'une longueur égale à sa propre distance focale (comme c'est le cas dans la fig. 24), les images respectives d'une partie du fond de l'œil d'égale étendue dans les trois états de réfraction (telles que mm', *ce'*, *hh'*) sont de la même grandeur. Le rayon *m'c*, parallèle à l'axe optique de l'œil, passera en avant de l'œil par *f'* le foyer antérieur et comme celui-ci coïncide (dans notre hypothèse) avec le foyer de la lentille, ce rayon sera de nouveau parallèle à l'axe optique principal après sa réfraction à travers la lentille. Les images de *m'*, *e'* et *h'* se trouvent donc quelque part sur ce rayon (*M'*, *E'*, *H'*), pendant que *M*, *E* et *H*, les images de *m*, *e* et *h* se trouvent sur l'axe optique à la même distance que *M'*, *E'* et *H'*. Il s'ensuit que l'image d'une égale étendue du fond de l'œil est de la même grandeur dans les trois états de réfraction. Mais elles se trouveront naturellement à des distances différentes de la lentille. Donc, *quand la distance de la lentille au foyer antérieur de P est égale à sa propre distance focale, le grossissement de l'image renversée est le même dans l'E, la MA et l'HA.*

Si la lentille se trouve plus près de *P*, et ce sera en général le cas, l'image sera plus grande dans l'*H*, plus petite dans la *M*.

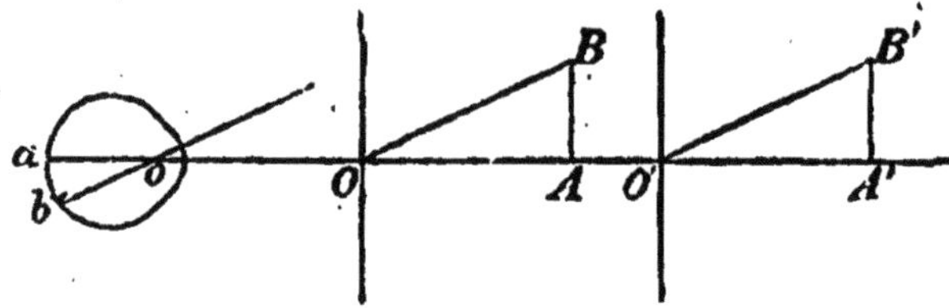

Fig. 25.

Dans l'*E* la grandeur de l'image reste la même pour toutes les distances de la lentille (Fig. 25).

Pour une distance quelconque de la lentille, l'image de *b* sera construite en traçant, parallèle à *bo*, une droite passant par le centre optique de la lentille. *A* (ou *A'*) est l'image de *a* au foyer de la lentille, *B* (ou *B'*) est l'image de *b* à cette même distance de la lentille. Le triangle *A O B* est semblable au triangle *A'O'B'* ; donc $AB = A'B'$.

Le fig. 26 montre que l'image est plus grande dans l'*H*, plus petite dans la *M*, quand la lentille se trouve plus près de *P* qu'elle ne l'est dans la fig. 24. Le rayon *c'f'* doit être ici divergent par rapport à l'axe principal après sa réfraction à travers la lentille. Les images respectives de parties du fond de l'œil d'égale étendue, *mm'*, *ee'*, *hh'*, doivent se trouver entre ce rayon divergent et l'axe optique principal, perpendiculaires à ce dernier. Or l'image est située dans l'*H* plus loin de la lentille que dans l'*E*, plus près dans la *M*, et l'image conservant toujours la même grandeur dans l'*E* devra nécessairement être plus grande dans l'*H*, plus petite dans la *M*.

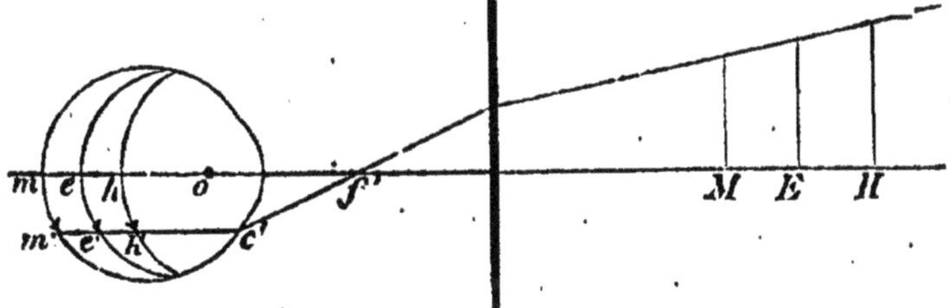

Fig. 26.

Par contre, si la lentille se trouve plus éloignée de *P* que dans la fig. 24, le rayon *c'f'* après son passage à travers le lentille sera convergent par rapport à l'axe principal. D'où résulte que, l'image se trouvant toujours le plus près de la lentille dans la *M*, le plus loin dans l'*H* et la grandeur de l'image restant invariable dans l'*E*, l'image sera ici manifestement plus grande dans la *M*, plus petite dans l'*H*.

Ainsi donc :

1. Si la distance de la lentille au foyer antérieur de *P* est égale à sa propre distance focale, l'image est de la même grandeur dans la *MA*, l'*E* et l'*HA*.

2. Si la lentille se trouve plus près de *P* (comme c'est ordinairement le cas), l'image est la plus grande dans l'*H*, la plus petite dans la *M*.

3. Si la lentille se trouve plus loin, l'image est la plus grande dans la *M*, la moindre dans l'*H* (1).

Le grossissement de l'image renversée dans la *M* et l'*H* pour le cas où ces anomalies de réfraction sont dues à un excès ou à un défaut de force réfringente (*MR* et *HR*) sera étudié dans le chapitre de l'astigmatisme. Le rapport reste en tous cas le même que pour la *MA* et l'*HA* avec cette légère différence seulement que l'image est de même grandeur dans la *MR*, l'*E* et l'*HR* quand la distance de la lentille à *P* est un peu plus petite.

---

(1) Nous avons vu comment on établit les dimensions de l'image renversée dans l'E. Les fig. 27 et 28 montrent comment on peut faire cette même construction pour chaque cas d'H ou de M. Les milieux de *P* forment une image réelle ou (dans l'H) virtuelle de *ab*, qui se trouve à la distance du punctum remotum.

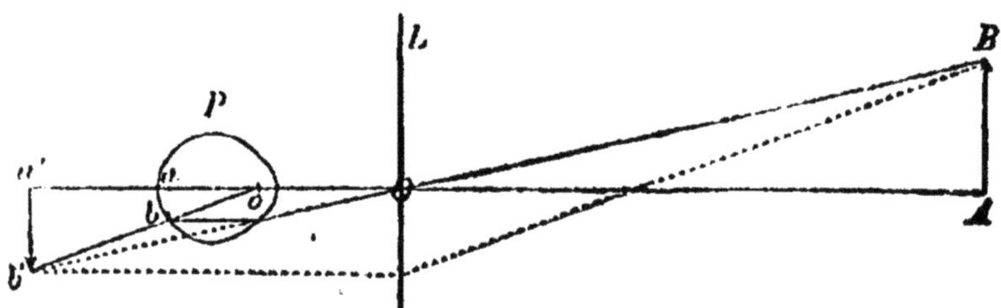

Fig. 27.

Cette image *a'b'*, constitue l'objet pour la lentille *L* qui en donne l'image renversée *AB*. On construit celle-ci en menant de *b'* une droite par le centre optique de la lentille (l'un des rayons venant de *b* a cette direction à sa sortie de l'œil) et une seconde droite parallèle à l'axe de la lentille (que dans la fig. 27, parmi les rayons venant de *b* il n'en existe en réalité aucun qui puisse prendre cette direction à sa sortie de *P*, cela est naturellement indifférent pour la construction) ; cette dernière ligne doit après sa réfraction dans la lentille passer par le foyer principal de

L'examen à l'image renversée donne un grossissement moindre que celui à l'image droite, mais il fournit une meilleure vue d'ensemble parce que le champ visuel ophthalmoscopique, c'est-à-dire la surface du fond de l'œil embrassée d'un seul coup d'œil à l'ophthalmoscope, est plus étendue. Souvent il permet aussi de se rendre compte plus facilement que par l'image droite des changements de coloration (pour la papille notam-

celle-ci. En *B* où ces deux droites se croisent se trouve donc l'image de *b'* qui est aussi celle de *b*. Une ligne tirée de *B* perpendiculaire à l'axe optique principal nous donne *A*, l'image de *a*.

La fig. 28 indique la construction pour le cas où *P* est myope

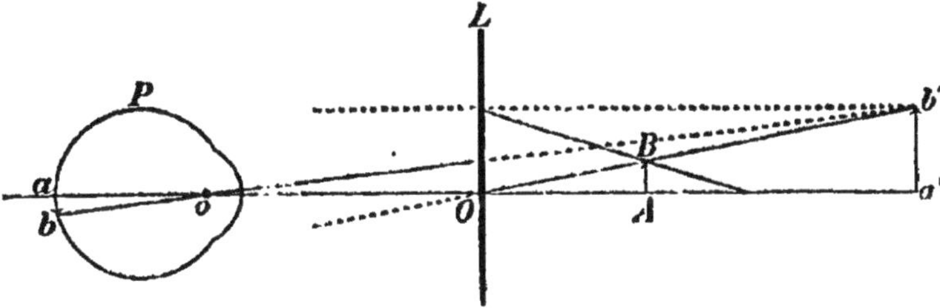

Fig. 28.

et où par suite l'image de *ab* que forment les milieux de l'œil se trouvent en avant de *P*, en *a'b'* (c'est-à-dire que *a'b'* se trouve à une distance de la lentille qui est négative par rapport à celle-ci.

A l'aide de ces figures on peut évaluer facilement la grandeur de l'image renversée$\left(\frac{AB}{ab}\right)$ pour chaque cas.

ment). Enfin lorsque la pupille est très petite on arrive plus aisément à voir le fond de l'œil à l'image renversée qu'à l'image droite.

Les *différences de profondeur* sur le fond de l'œil peuvent très bien s'apprécier à l'image renversée par le déplacement parallactique que l'on réalise en imprimant à la lentille de petits mouvements de latéralité dans un plan transverse vertical.

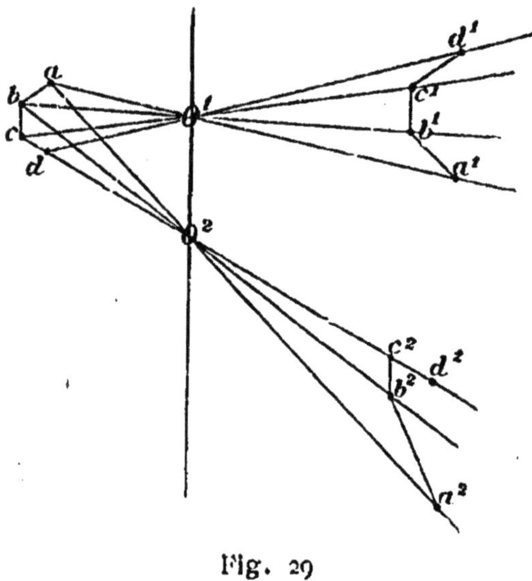

Fig. 29

La lentille *L* (Fig. 29), quand son centre optique est en o^1 forme une image renversée $a'b'c'd'$ du creux *abcd*. Si *L* est déplacé de telle façon que son centre optique soit en o^2, *c* et *d* et leurs images *c''* et *d'* se trouveront sur le même rayon. Un observateur placé à droite de la figure verra, par le déplacement de la lentille vers o^2, l'image de *d* se mouvoir dans la même direction que la lentille jusqu'à ce qu'elle arrive devant l'image de *c*. L'image de *a* se meut dans le même sens et par conséquent s'éloigne de celle de *b*. (L'inverse a lieu quand l'observateur tenant la lentille immobile se déplace lui-même dans la direction où il faisait auparavant mouvoir la lentille ; il voit alors la distance entre *c'* et *d'* augmenter et celle entre *a'* et *b'* diminuer ; l'image réelle *a'b'c'd'* se comporte à cet égard comme un objet de même forme. On peut par ce moyen se faire, par exemple, une conception très nette d'une excavation de la papille, en voyant les vaisseaux du bord se déplacer parallactiquement par rapport aux vaisseaux du fond de l'excavation. (Notons ici que l'excavation fut prise au début pour une saillie du nerf optique, jusqu'à ce que l'autopsie vint démontrer le contraire).

On peut parfois observer l'image renversée du fond de l'œil sans l'emploi d'une lentille ; c'est le cas dans la myopie forte. Tout œil myope forme au-devant de lui à la distance de son punctum remotum une image renversée de son fond de l'œil. Mais l'observateur n'en verra les détails que si la myopie est très forte, l'image se trouvant alors suffisamment près de P ; autrement le champ visuel ophthalmoscopique est trop restreint pour permettre la perception des détails du fond de l'œil.

Si P a une myopie de 12 D. l'image du fond de l'œil se forme à 8 1/2 centim. de la cornée. L'observateur placé à 30 cent. de P peut alors distinguer nettement cette image dès qu'il éclaire le fond de l'œil. Mais même dans ce cas la surface ainsi perçue est si petite qu'il est difficile de s'y orienter et que l'on ne peut avoir aucune vue d'ensemble du fond de l'œil.

Il est facile d'estimer avec assez d'exactitude la valeur de la myopie, lorsque celle-ci est très forte. Si l'observateur est myope de 4 D. ou bien si étant emmétrope, il se procure une pareille myopie en plaçant devant son œil (derrière le miroir) un verre de 4 D. il ne pourra s'éloigner au delà de 25 cent. de l'image renversée perçue sans que celle-ci devienne indistincte, parce qu'alors il recule son propre punctum remotum au delà du point où se forme l'image. S'il s'éloigne à la distance la plus grande pour laquelle l'image puisse encore être perçue nettement, à ce moment l'image doit se trouver exactement au punctum remotum de U. Si l'on mesure alors la distance entre P et U et si l'on en déduit la distance du punctum remotum de celui-ci, on obtient la distance du punctum remotum de *P* (fig. 30).

Si l'on commence l'examen ophthalmoscopique en éclairant simplement l'œil à une distance de 25 à 30 cent. et si l'on perçoit alors nettement des détails du fond de l'œil, on doit se demander *si cette image du fond de l'œil est renversée ou si elle est droite* ? ou, en d'autres termes, si *P* est myope à un haut degré ou s'il est fortement hypermétrope ? Car dans l'hypermétropie forte également on peut voir les détails du fond de l'œil comme dans la myopie élevée et pour la même distance. Mais cela n'est pas possible dans l'E ni dans les degrés légers d'anomalies de la vision, parce que dans ces cas le champ visuel ophthalmoscopique est trop restreint (v. plus loin p. 106).

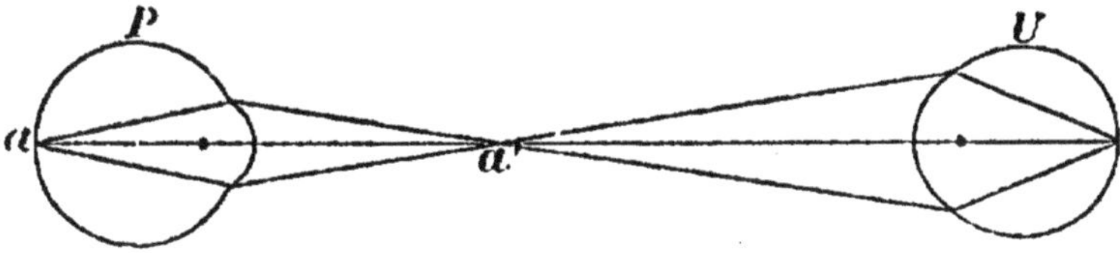

Fig. 30.

Cette distinction peut être faite rapidement et très facilement en déplaçant un peu la tête dans le sens latéral. Si l'image est renversée, en fixant un vaisseau ou un détail quelconque du fond de l'œil, on le verra se déplacer en sens opposé des mouvements de la tête, parce que cette image renversée du fond de l'œil se trouve située entre *U* et la pupille de *P*. Si l'image est droite les détails du fond de l'œil se déplaceront dans le même sens que les mouvements de la tête ; de la même façon qu'en chemin de fer les objets éloignés paraissent se déplacer dans le sens de la course par rapport aux objets plus rapprochés.

4. L'EXAMEN OPHTHALMOSCOPIQUE DE L'ŒIL ASTIGMATE.

a) *Astigmatisme régulier.*

L'œil astigmate ne peut voir *nettement* aucun point du monde extérieur. L'image d'un point sur le fond de l'œil d'un astigmate, en raison de la conformation optique de cet œil ne sera jamais un point mais une petite ligne ou un cercle de diffusion.

Pour la même raison aucun point du fond de l'œil d'un astigmate ne pourra être vu nettement à l'examen ophthalmoscopique (sans verre cylindrique). Il se dessinera sur la rétine de *U* soit comme une petite ligne, soit comme un cercle de diffusion.

Les deux méridiens dans lesquels la réfraction est respectivement la plus forte et la plus faible sont orientés à angle droit et en règle générale ainsi disposés que le méridien de moindre réfringence est horizontal et l'autre vertical.

Prenons un œil astigmate : emmétrope dans le méridien horizontal, myope dans le méridien vertical et supposons l'observateur emmétrope. Dans ce cas l'image que formera sur la rétine de *U* un point quelconque du fond de l'œil de *P* sera une petite ligne verticale. Les rayons qui abandonnent *P* dans le plan du méridien horizontal sont parallèles entre eux et par conséquent se réunissent en un point sur la rétine de *U* ; ceux qui sortent de *P* suivant le méridien vertical sont convergents (dirigés vers le punctum remotum du méridien vertical et par suite se croisent avant d'atteindre la rétine de *U*).

Comme chaque point du fond de l'œil de *P* se dessine sur la rétine de *U* sous la forme d'un petit trait vertical, *U* voit nettement toutes les parties verticales des contours, tandis que les autres parties sont vues diffuses et d'autant plus diffuses qu'elles se rapprochent plus de l'horizontale. La figure 31 montre schématiquement l'aspect des images que forment sur la rétine de *U* un contour oblique et un contour horizontal d'un objet du fond de l'œil de *P*. Par contre si le contour est vertical, toutes les petites lignes de diffusion forment ensemble une ligne verticale nette, dans laquelle les images linéaires de deux points superposés très voisins se recouvrent mutuellement en grande partie. Il en résulte que les parties verticales du contour de la papille de *P* seront

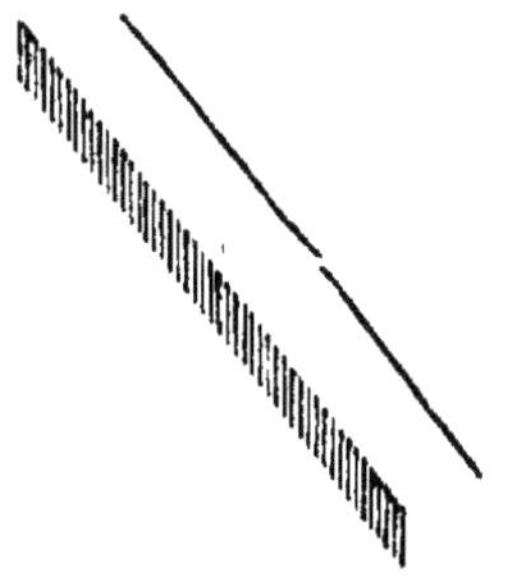

Fig. 31.

vues nettes tandis que le reste du bord apparaîtra diffus, surtout en haut et en bas où le bord est horizontal.

Par contre si *U* est adapté pour le méridien vertical de *P*, c'est-à-dire s'il réunit en un point sur sa rétine les rayons sortant de P suivant le méridien vertical, alors un point du fond de l'œil de P se dessinera sur la rétine de U sous la forme d'un petit trait horizontal. En ce cas U ne verra nettement que la partie horizontale des contours sur le fond de l'œil de P.

Inversement : *Quand l'observateur voit nettement sur le fond de l'œil la partie des contours qui se trouve dans une direction donnée seulement c'est qu'il est adapté pour le méridien perpendiculaire à cette direction.* La réfraction dans ce méridien peut alors être déterminée par la recherche du verre convexe le plus fort ou du verre concave le plus faible avec lequel cette partie des contours est encore vue nettement.

La réfraction peut être déterminée de cette façon successivement dans les deux méridiens principaux. Abstraction faite du bord papillaire, on peut se servir pour cet examen des nombreux vaisseaux qui rayonnent de la papille. Pour chaque cas d'astigmatisme il est en général facile de trouver une partie de vaisseau qui chemine dans le plan de l'un ou l'autre des méridiens principaux et qui puisse servir ainsi pour la détermination de la réfraction. Les vaisseaux de petit calibre conviennent le mieux pour cela. On peut ainsi déterminer assez exactement le degré de l'astigmatisme. Mais la détermination de la réfraction par l'ophthalmoscope est toujours plus précise pour l'œil non astigmate.

Ce fait que l'*on ne peut voir bien nettement qu'une partie seulement à la fois des contours sur le fond de l'œil* (1), constitue une première circonstance grâce à laquelle l'astigmatisme se révèle à l'examen ophthalmoscopique.

Une autre circonstance capable de mettre l'astigmatisme en évidence consiste dans *le grossissement différent que donnent à l'image les deux méridiens de plus grande et de moindre réfringence.*

Le méridien le plus réfringent agit sur l'image droite à la façon d'une loupe plus forte comparativement à l'action du méridien le moins réfringent. Il en résulte que *la papille*, ronde en réalité, *apparaîtra allongée dans le sens du méridien le plus réfringent*, c'est-à-dire sous la forme d'une ellipse verticale dans l'astigmatisme selon la règle.

La figure 32 montre l'angle visuel sous lequel est vue une petite partie *ab* du fond de l'œil *P* respectivement pour chacun des trois cas de *P* emmétrope, myope ou hypermétrope. La longueur de l'axe est la même dans les trois cas ; la différence de réfrac-

---

(1) Les contours sur le fond de l'œil de *P* qui ne se trouvent pas dans l'un ou dans l'autre des méridiens principaux ne pourront jamais former sans verre cylindrique une image nette sur le fond de l'œil de *U*.

tion provient de la différence de force réfringente. La position du centre optique *o* peut sans erreur sensible être considérée comme invariable.

L'image de *a* formée par les milieux réfringents de *P* doit se trouver sur le rayon *ao*, celle de *b* sur le rayon *bo*. Les images de ces points se trouvent à l' ∞ dans l'E, en *a'* et *b'* dans l'H, en *a''* et *b''* dans la M..

Les angles visuels sous lesquels *U* voit la ligne *ab* dans les trois états de réfraction sont construits en menant à partir de *o'*, le centre optique de *U*, des droites passant par les points respectifs où se forment les images de *a* et de *b*, *aoo'* est dans

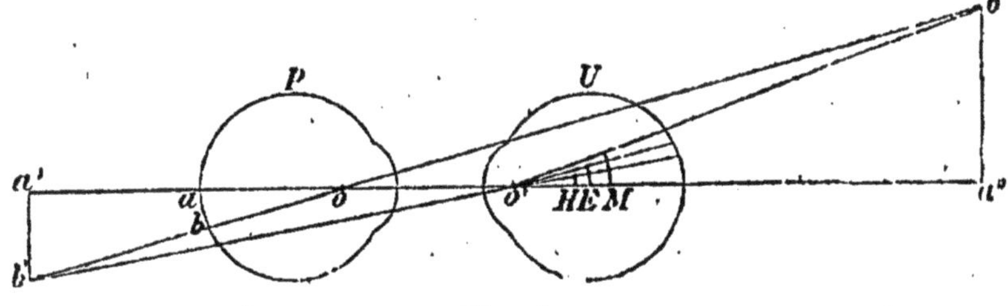

Fig. 32

les trois cas l'axe principal commun à *U* et à *P*. Si *P* est emmétrope, on trace en *o'* une droite parallèle à *bo* (tous les rayons qui viennent de *b* à travers la pupille sont parallèles à *bo* à leur sortie de *P*). On trace la ligne *b''o'* si *P* est myope et *b'o'* si *P* est hypermétrope.

On voit donc que *l'angle visuel et par conséquent le grossissement est le plus grand dans la M, plus faible dans l'E, le moindre dans l'H.*

En outre, plus la M est élevée plus le grossissement

est fort ; plus l'hypermétropie est élevée plus le grossissement est faible.

Enfin, dans l'E l'angle visuel reste le même que *U* se rapproche ou s'éloigne de *P*. Dans la M, au contraire, l'angle visuel *a''o'b''*, croît quand *U* s'éloigne de *P* — ce qu'il est facile de voir sur la fig. 32 — et diminue par le rapprochement de *U* vers *P*. L'inverse a lieu dans le cas d'H (pour l'angle *a'o'b'*). Si près de *P* que *U* puisse se rapprocher, l'angle visuel reste néanmoins toujours le plus grand dans la M, le plus petit dans l'H.

Ainsi donc : *le méridien le plus réfringent donnera toujours le plus fort grossissement.*

Si un verre sphérique est interposé entre *P* et *U*, il ne modifiera pas la différence entre les deux méridiens principaux ; le méridien le plus réfringent reste toujours le plus réfringent.

Comment se comporte le grossissement de l'image renversée dans l'astigmatisme régulier ?

Pour donner de cette question une solution claire, j'indiquerai quelles sont la grandeur et la situation de l'image renversée dans l'*amétropie de réfringence.*

L'amétropie de réfringence peut être soit une *amé-*

tropie de l'indice de réfraction, soit une *amétropie de courbure.*

Dans la variété pure d'amétropie de l'indice de réfraction (H. I. et M. I.) la longueur de l'axe et la courbure restent invariables; c'est l'indice de réfraction qui varie.

La cause habituelle de ce genre d'amétropie est un excès ou un défaut de la force réfringente du cristallin. L'aphakie peut être considérée comme une amétropie de l'indice de réfraction.

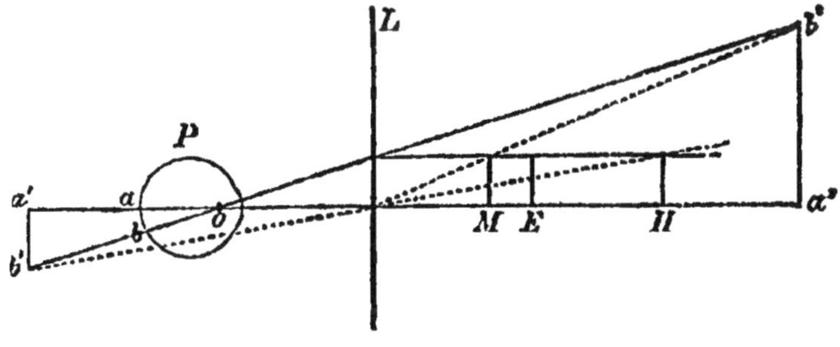

Fig. 33.

La figure 33 montre la situation et la grandeur de l'image renversée dans l'H. I., l'E et la M. I. La position du centre optique est la même dans les trois cas. Les rayons directeurs pour *a* et *b* sont également les mêmes dans les trois cas. Dans la figure on suppose que la lentille est distante du centre optique de *P* d'une longueur égale à sa propre distance focale (c'est à-dire que le foyer principal de la lentille coïncide avec *o*). Dans ce cas l'image renversée de *a b* est d'égale grandeur dans l'H. I., l'E et la M. I. Le rayon *bo* devient parallèle à l'axe principal après sa réfraction dans la lentille. Ainsi l'image de *b* reste toujours à la même distance de celle de *a*, que cette image soit près de la lentille comme dans la M, ou qu'elle en soit éloignée comme dans l'H. L'image est située au foyer principal de la lentille dans l'E, en deçà de ce foyer dans la M, au delà dans l'H. Que l'on compare cette disposition avec la représentation de l'amétropie axile par les figures 24, 25 et 26, p. 67 et suivantes. Dans ces figures on traçait, identique dans les trois cas d'H, d'E et de M, une *droite parallèle à l'axe principal* et passant par le foyer antérieur de *P* à sa sortie de cet œil; ici c'est le *rayon directeur* de *b* qui reste le même dans l'H, l'E et la M. *Dans l'E*, ici comme là, *la grandeur de l'image ne varie pas*, *que L se rapproche ou s'éloigne de P*. Par contre — ici comme là également — *elle augmente dans l'H*, *diminue dans la M quand la lentille se rapproche de P et elle varie en sens inverse quand la lentille s'éloigne de P.*

Dans la variété pure d'amétropie de courbure (H. C. et M. C.) la longueur de l'axe et l'indice de réfraction ne changent pas, la courbure seule varie. L'astigmatisme ordinaire est une amétropie de courbure.

Dans l'amétropie de courbure la position du point principal reste invariable (au pôle antérieur de l'œil réduit) ; par contre l'emplacement du centre optique (centre de courbure) et des points focaux principaux varie.

La figure 33 *bis* présente deux yeux de courbure différente ; *o* et *o'* sont les centres de courbure. Un rayon qui, parti de *b*, passe par le point principal commun *c*,

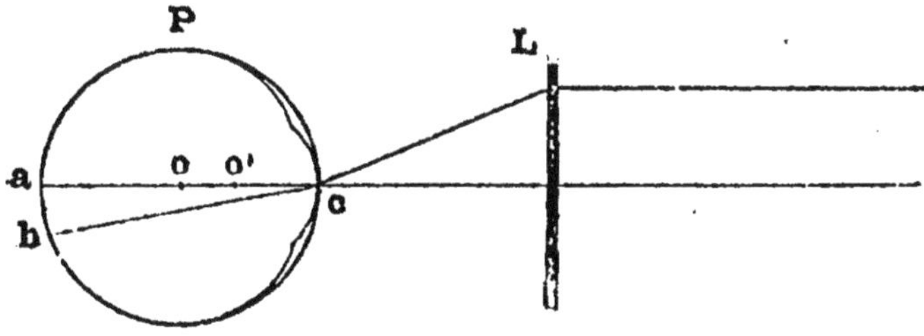

Fig. 33 bis.

est dans tout son parcours commun aux deux yeux. Dans la figure il est admis que la lentille est distante du point principal de *P* de sa propre distance focale. Dans ce cas l'image renversée de *ab* est de même grandeur dans l'H. C., l'E et la M. C. L'image renversée se comporte en général comme dans l'amétropie axile et l'amétropie de l'indice de réfraction, avec cette différence seulement que l'égalité de grandeur de l'image renversée dans les différents états de la réfraction a lieu ici, dans l'amétropie de courbure, quand la lentille est *distante du point principal* de P de sa propre distance focale.

Nous allons voir maintenant comment se comporte cette manière d'être de l'image renversée dans l'amétropie de courbure quand P présente un certain degré d'astigmatisme. Quand la lentille est distante de la cornée de P d'environ sa longueur focale, la papille nous apparaît ronde ; si la lentille est plus rapprochée de P, nous voyons la papille elliptique à grand axe dans le plan du méridien le moins réfringent ; si la lentille est plus éloignée de P l'ellipse de l'image de la papille est allongée dans le sens du méridien le plus réfringent.

Quand le méridien vertical est le plus réfringent, si la lentille se trouve très près de P, la papille est vue comme une *ellipse horizontale* ; alors à mesure qu'on éloigne la lentille de P on voit la papille devenir progressivement *ronde*, puis *elliptique verticale.*

Pendant cet examen la lentille doit être tenue aussi droite que possible (perpendiculaire à la ligne visuelle de U), car la position oblique rend elliptique l'image de la papille, parce que la lentille réfracte plus dans le plan dans lequel se fait son obliquité (ce qui détermine un effet d'astigmatisme). Mais si l'on est certain que la lentille est tenue droite ces variations dans la forme de l'image de la papille par l'éloignement de la lentille sont pathognomoniques de l'astigmatisme.

D'habitude la lentille est tenue un peu plus près de *P* que de la longueur de sa distance focale principale. Dans la forme ordinaire de l'astigmatisme où le méridien horizontal est le moins réfringent, la papille apparaît comme une ellipse couchée, tandis qu'à l'image droite elle est vue elliptique verticale. Cette différence de forme de la papille suivant qu'on l'examine à l'image droite ou à l'image renversée est en général bien appréciable à la condition qu'à l'examen à l'image renversée la lentille soit tenue tout près de *P*; elle est absolument caractéristique de l'astigmatisme (quand la lentille est tenue bien droite). Mais il ne faut pas oublier que quand la lentille est suffisamment éloignée de *P*, la papille apparaît à l'image renversée elliptique dans le même sens qu'à l'image droite.

Il arrive que la forme anatomique véritable de la papille n'est pas ronde mais ovale ou elliptique. Parfois aussi elle apparait plus étroite dans le sens horizontal lorsqu'étant placée obliquement elle est vue en perspective (c'est le cas notamment quand le segment postérieur du globe oculaire est fortement allongé) ; la papille apparaît alors comme une ellipse verticale. Dans ce cas, s'il n'y a pas d'astigmatisme, il est évident que cette forme de l'image papillaire restera la même à l'image droite comme à l'image renversée. Si au contraire il y a un astigmatisme de forme ordinaire la papille apparaitra fortement elliptique à l'image droite et pourra paraître ronde à l'image renversée si la lentille est tenue près de l'œil.

b) *Astigmatisme irrégulier.*

Il est causé en général par des taies cornéennes qui rendent irrégulière la surface antérieure de la cornée. Il a pour effet que les contours des objets vus sur le fond de l'œil apparaissent irrégulièrement délimités. Il peut encore arriver en pareil cas que l'on voie nettement un vaisseau ou un autre objet sur une certaine étendue de son parcours tandis que le reste est indistinct et cet aspect se transforme aussitôt en un autre analogue dès que l'observateur déplace un peu la tête. La réfraction n'est donc pas susceptible ici d'une détermination précise par l'ophthalmoscope. Le déplacement parallactique qui se manifeste ici sur le fond de l'œil ne tient pas à des différences de profondeur, mais seulement à l'irrégularité de l'une des surfaces réfringentes (c'est comme quand on regarde à travers une vitre à surface irrégulière).

Dans le cas de déplacement (subluxation) du cristallin, il peut arriver que l'on voie le fond de l'œil à travers une partie périphérique du cristallin ; cela peut arriver aussi d'ailleurs dans le cas de brèche dans l'iris. Il peut en résulter un dédoublement de l'objet vu à l'ophthalmoscope ; on verra, par exemple, la papille double. Le bord du cristallin agit comme un prisme.

Dans le kératocône on peut rencontrer une déformation assez caractéristique de l'image des objets vus sur le fond de l'œil. Une semblable déformation se présente encore dans un état particulier du cristallin, lorsque le centre de cet organe est trop réfringent (c'est ce qui peut arriver aussi dans le commencement de cataracte). On voit alors les images comme si elles se formaient à travers un épaississement régulièrement arrondi dans un carreau de vitre. Les contours sont régulièrement arrondis : ceux qui sont vus à travers le bord de l'épaississement apparaissent incurvés dans le même sens que ce bord.

5. Skiascopie.

(*Synon, Rétinoscopie, Kératoscopie, Pupilloscopie*).

Cette méthode d'examen a pour seul but la détermination de la réfraction. On n'y voit aucun détail du fond de l'œil. Elle a l'avantage d'être, pour l'observateur non encore familiarisé avec l'examen ophthalmoscopique, un moyen facile et rapide pour déterminer la réfraction. Dans certains cas, par exemple chez les enfants indociles, dans le nystagmus, dans les hauts degrés de myopie, elle est en général préférable à la méthode ordinaire (sans que cependant celle-ci doive être négligée pour cela).

L'observateur se place à 1 mètre environ du patient dont il éclaire l'œil de la manière ordinaire. Admettons que nous nous servions d'un *miroir plan*. Si l'on tourne le miroir autour d'un axe vertical, par exemple autour de son manche comme axe, on voit la lumière se déplacer sur la figure du patient dans le même sens, de l'ouest à l'est, par exemple, quand la rotation du miroir se fait de l'ouest à l'est. (Ce mode de dénomination des directions emprunté à la géographie est préférable à l'emploi des expressions « gauche » et « droite » parce que celles-ci peuvent prêter ici à confusion.)

De même par la rotation du miroir autour d'un axe horizontal la lumière se meut de haut en bas et vice versa dans le sens de la rotation. Si le patient est H, ou E, ou enfin M de moins de 1 D., on voit la lumière se déplacer sur la pupille *dans le sens de la rotation* du miroir, de telle façon que, par exemple, l'obscurcissement de la pupille commencera sur le bord ouest ou sud pour s'achever au bord est ou nord (au moment où la lumière abandonne la pupille). Le *contraire* a lieu si *P* est M de plus de 1 D. Pour une rotation du miroir de l'ouest à l'est ou du sud au nord, la lumière marche dans la pupille de l'est à l'ouest, du nord au sud. Si *P* est myope de 1 D. son punctum remotum est précisément à l'endroit où se trouve *U* (à 1 m. de *P* que nous avons pris comme distance de *U*) ; en ce cas, lors des mouvements du miroir toute la pupille sera toujours ou lumineuse ou obscure ; on ne constate dans la pupille aucun déplacement d'ombre ou de lumière.

La direction de la marche de la lumière dans la pupille se constate le mieux par l'ombre qui la suit. C'est de là que vient l'expression : Skiascopie.

Dans la position 1 (fig. 34) le miroir plan forme en L' l'image d'un point lumineux L. Le faisceau de rayons qui traverse la pupille de *P* a donc la même direction que s'il provenait de L'. Il forme un cercle de diffusion sur le fond de l'œil de *P* (quand P n'accommode pas pour L').

Si le miroir est ensuite porté dans la position 2,

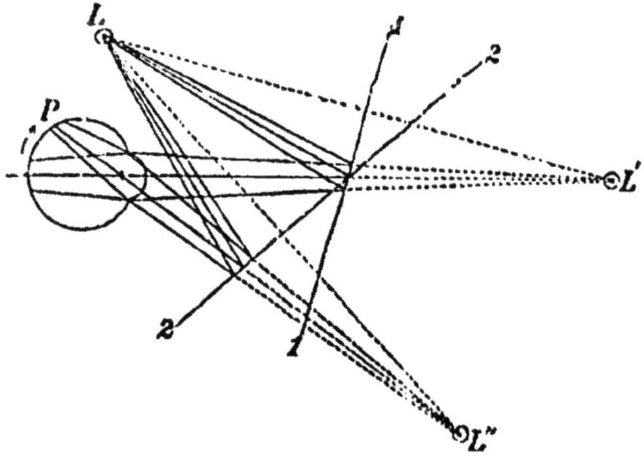

Fig. 34.

l'image de L se déplace alors de L' en L'', la partie éclairée du fond de l'œil se déplace également et dans le sens de la rotation du miroir comme on peut le voir sur la figure. Le miroir est déplacé de la position 1 à la position 2 dans le sens des aiguilles d'une montre et la surface éclairée se meut sur le fond de l'œil dans la même direction. Le phénomène ainsi figuré reste tel quelle que soit la réfraction ou la conformation optique de *P*.

U regarde maintenant vers le fond de l'œil de *P* pendant que la partie éclairée se meut sur celui-ci. Si *P* est H, ou E, ou M avec un punctum remotum situé au delà de l'endroit où se trouve *U*, alors celui-ci verra une image droite de la surface éclairée du fond de l'œil; *U* verra donc le mouvement de la partie éclairée ou mieux de l'ombre qui succède à l'éclairage tel qu'il a lieu en réalité, donc dans le même sens que la rotation du miroir. Si *P* a une myopie telle que son punctum remotum soit entre *P* et *U*, celui-ci voit une image réelle ou renversée du fond de l'œil de *P*. *U* voit par conséquent la partie éclairée (ou l'ombre) se déplacer sur le fond de l'œil en sens contraire des mouvements du miroir.

Quand *U* (ou plus exactement sa pupille) se trouve précisément au *punctum remotum* de *P*, la lumière ne se meut plus dans aucune direction appréciable : toute la pupille devient à la fois plus sombre, finalement tout-à-fait noire. Ici se trouve donc ce qu'on pourrait nommer le *point neutre*, le point de transition entre les deux cas précédents. Dans la figure 35, *P* est adapté pour la pupille de *U* et *U* (comme c'est toujours le cas dans la skiascopie) accommode pour la pupille de *P*, *ab* est l'image de la pupille de *U* sur le fond de l'œil de *P*, *cd* est l'image de la pupille de *P* sur le fond de l'œil de *U*, *ab* représente exactement la partie du fond de l'œil de *P* que *U* peut voir à la fois.

Aucun point du fond de l'œil de *P* en dehors de la région *ab* ne peut envoyer de rayons lumineux dans la pupille de *U* et chaque point de la surface *ab* envoie de la lumière à toute la région *cd*.

MN est la partie éclairée du fond de l'œil de *P* ; elle est plus grande que *ab*. Si maintenant elle se meut de telle façon que le point *M* arrive en *a*, *U* n'observera encore aucune différence dans l'éclairage de la pupille, puisque la région *ab* reste toujours éclairée (en admettant que la surface *MN* soit uniformément éclairée). Mais si *MN* continue à se mouvoir dans la même direction, le point *a* rentrera dans l'obscurité et par suite n'enverra

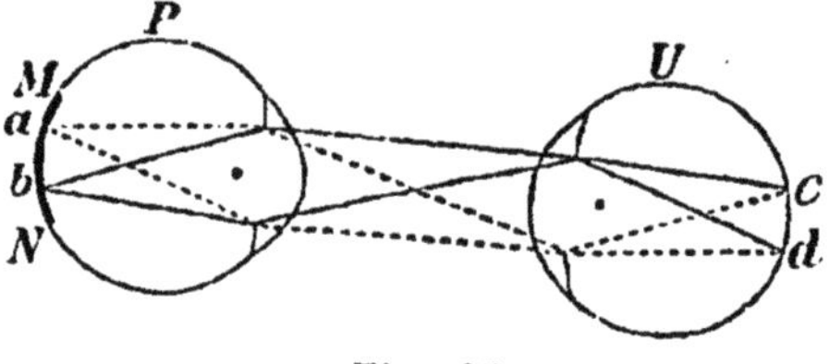

Fig. 35

plus de lumière. La figure montre que dès lors toute la partie *cd* du fond de l'œil de *U* recevra moins de lumière et cette diminution d'éclairage se répartit uniformément sur toute la surface *cd*. Il en sera de même pour chaque point de *ab*, si *MN* continue à se déplacer. Quand enfin le point *b* restera seul à envoyer de la lumière à la pupille de *U*, toute la partie *cd* sera encore éclairée mais très faiblement et dès que *MN* aura dépassé complètement *ab*, le fond de l'œil de *U* ne recevra plus de lumière de *P*, c'est-à-dire qu'alors la pupille de *P* apparaîtra complètement noire.

La réfraction de *P* peut donc être déterminée maintenant en procédant comme suit :

a. Si l'ombre marche sur la pupille de P dans le sens

de la rotation du miroir, *P* est H, ou E, ou M de moins de 1 D. Nous plaçons alors devant *P* un verre convexe de 1 D. (dans une monture de lunettes ou tenu à la main par le patient ; les cadres de Coccius sont très pratiques pour cet usage). Si alors l'ombre ne se meut plus dans aucune direction appréciable, c'est que le point neutre est trouvé. Nous savons dès lors que *P* avec + 1 D. a son punctum remotum à 1 m. de distance, c'est-à-dire qu'il possède une myopie de 1 D. Sans le verre + 1 D. *P* doit donc être emmétrope.

Pour être certain qu'avec un verre donné on se trouve réellement au point neutre, on essaye encore avec des verres un peu plus forts et un peu plus faibles, de façon à ce que l'on constate qu'avec les premiers l'ombre se déplace dans le sens de la rotation du miroir et en sens inverse avec les seconds.

Dans le procédé ordinaire de détermination de la réfraction par l'ophthalmoscope comme dans l'examen avec les verres, nous trouvons le verre qui corrige l'anomalie de réfraction, c'est-à-dire qui rend l'œil emmétrope. Par la skiascopie au contraire nous trouvons le verre qui rend l'œil myope de 1 D. Pour obtenir la réfraction réelle il faut donc déduire 1 D. convexe du verre « *neutralisant* » trouvé par la skiascopie. Si, par exemple, le verre neutralisant est + 4 D, l'œil est hypermétrope de 3 D.

b. Si l'ombre se meut sur la pupille dans le sens opposé à celui de la rotation du miroir, nous savons dès lors que *P* a une myopie de plus de 1 D. Nous plaçons alors devant *P* des verres concaves de plus en plus forts jusqu'à ce que nous arrivions au point neutre. Si, par exemple, celui-ci est obtenu avec — 3 D. (tandis qu'avec — 4 D. la marche de l'ombre se fait dans le sens de la rotation du miroir), comme *P* a encore avec ce verre 1 D. de myopie, il a en réalité une myopie de 4 D. Pour avoir le verre correcteur véritable il faut donc ici ajouter — 1 D. au verre neutralisant trouvé par la skiascopie (ce qui est la même chose que déduire + 1 D., car — 3 — (+ 1) = — 4).

P doit en général regarder au loin tout à côté de la tête de l'observateur, comme pour l'examen ophthalmoscopique ordinaire. Quand on le fait regarder directement dans le miroir, on obtient très exactement la réfraction pour la région de la macula, surtout si l'on dilate au préalable la pupille. La source lumineuse doit se trouver tout près du patient latéralement un peu en arrière.

L'observateur doit se tenir assez loin du patient, à 1 m. environ, comme nous l'avons admis précédemment, ou même plus loin encore. La raison en est qu'une distance linéaire donnée correspond à une valeur dioptrique d'autant plus considérable que l'observateur est plus rapproché de l'œil. Si, *U* étant à 1 m. de *P* l'image renversée du fond de l'œil de *P* se forme à 95 cent. de *P*, donc à 5 cent. en avant de *U*, celui-ci ne trouvera aucune différence entre ce cas et celui où l'image se trouve au niveau même de sa pupille. Dans les deux cas *U* ne pourra distinguer aucune direction appréciable dans le déplacement de l'ombre. Mais cette différence linéaire de 5 cent. correspond seulement à une différence de réfraction de $\frac{100}{95} - 1 = \frac{1}{19}$ D. Par contre si *U* se trouve à 25 cent. seulement de *P*, *U* ne pourra pas non plus ici faire une différence entre le cas où *P* est exactement neutralisé (l'image renversée du fond de l'œil de *P* se formant au niveau de la pupille de *U*) et celui où l'image se trouve à 5 cent. de *U*. Or dans ce cas cette même différence linéaire constitue maintenant une différence de 1 D $\left(\frac{100}{20} - \frac{100}{25}\right)$. Comme la différence est à peu près aussi difficile à apprécier ici que pour la distance à 1 m., il est évident que la détermination de la réfraction doit devenir ici très incertaine.

Pour ce qui est de l'éclairage du fond de l'œil dans la skiascopie et de l'intensité lumineuse différente que présente la pupille suivant le degré d'amétropie, v. p. 115.

L'état de réfraction de *P* exerce une influence sur la *rapidité apparente* avec laquelle la lumière se meut dans la pupille. Elle se déplace beaucoup plus lentement dans les forts degrés d'amétropie que dans les faibles degrés ou dans l'*E*.

Au microscope la rapidité apparente d'un déplacement est, comme on sait, d'autant plus considérable que le grossissement est plus fort. Il en est de même ici. Le fond de l'œil de *P* sera vu par *U* à la distance de 1 m. sous un angle visuel d'autant plus petit que l'amétropie est plus forte.

Comme nous l'avons vu précédemment (p. 45), le grossissement de l'image droite est plus grand dans la *M* que dans l'*E*, moindre dans l'*H*. Ici aussi le grossissement est plus fort dans la *M* de moins de 1 D. que dans l'*E*, plus faible dans l'*H*. Plus l'*H* est élevée, plus le grossissement est faible. Si *P* est myope de plus de 1 D., *U* voit une image renversée du fond de l'œil. Jusque 2 D. environ de *M* l'angle visuel est plus grand que dans l'*E*, mais au delà de 2 D. de *M* il est plus petit et d'autant plus petit que le degré de myopie est élevé. (C'est dans le cas de myopie de 1 D. ou à peu près que le grossissement est le plus considérable. Mais alors *U* ne peut distinguer aucune direction appréciable dans l'illumination et l'obscurcissement de la pupille pour la raison que nous avons développée p. 94).

Au lieu d'un miroir plan on peut tout aussi bien employer un miroir concave. Le déplacement de la partie éclairée sur le fond de l'œil sera l'inverse de celui que donne le miroir plan et par suite *U* verra l'ombre se mouvoir sur la pupille dans le sens opposé à celui que présentaient des mouvements analogues du miroir plan.

On se sert du miroir concave ordinaire de 25 à 30 cent. de distance focale. Quand *U* se trouve à 1 m. de *P* et de la source lumineuse, le miroir forme une image réelle et renversée de la lumière, laquelle se trouve entre *P* et le miroir (1). Cette image lumineuse réelle constitue pour *P* la source lumineuse directe et comme celle-ci se meut dans le sens de la rotation du miroir, la partie éclairée du fond de l'œil de *P* se déplace dans le sens opposé à celui des mouvements du miroir, tandis qu'avec le miroir plan elle le fait toujours dans le même sens.

Si le miroir concave est déplacé de la position 1 à la position 2 (Fig. 36), le centre de courbure du miroir est porté de *c'* en *c''*. L'image réelle d'un point quelconque de la source lumineuse (par conséquent celle-ci en entier) se meut dans la même direction, de L' en L''. Sur le fond de l'œil de *P*, *l'* est l'image de L', *l''* celle de L''. On voit ainsi que la partie éclairée du fond de l'œil se déplace en sens opposé par rapport

(1) Nous n'avons pas besoin de considérer le cas où *P* est plus près du miroir que l'image de la flamme. Dans ce cas, en effet, le mouvement de la surface éclairée sur le fond de l'œil de *P* se fera dans le même sens qu'avec le miroir plan.

aux mouvements de l'image de la flamme et à ceux du miroir.

Par contre la tache lumineuse que le miroir forme sur la figure autour de l'œil du sujet se meut avec le

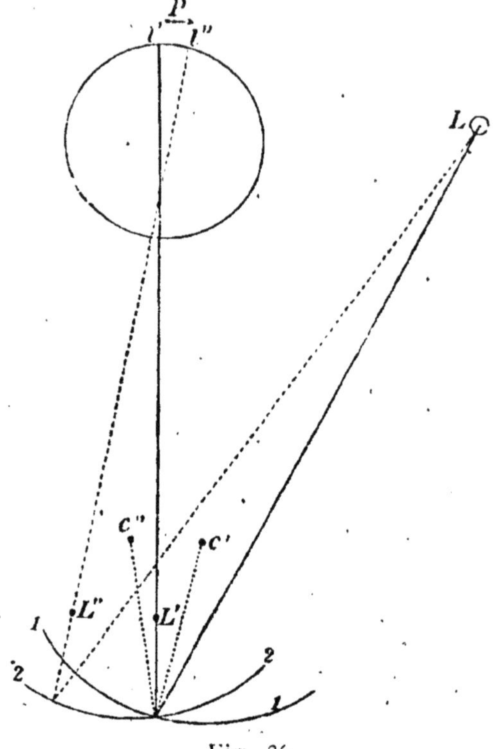

Fig. 36.

miroir concave comme avec le miroir plan dans le sens de la rotation du miroir.

Quand on se trouve en dedans du punctum remotum de *P*, on voit une image droite du fond de l'œil ; alors la partie éclairée sur le fond de l'œil et l'ombre dans la pupille se meuvent en sens opposé du déplacement du miroir — dans le même sens quand on se trouve au delà du punctum remotum.

On peut aussi par la skiascopie établir la valeur de l'astigmatisme régulier en déterminant la réfraction pour l'un et l'autre des méridiens principaux, en faisant mouvoir la lumière du miroir dans le plan de ces méridiens : la différence de réfraction des deux méridiens donne la valeur de l'astigmatisme.

Soit, par exemple, un œil E dans le méridien horizontal, M de 2 D. ou plus dans le méridien vertical. Les mouvements du miroir dans le plan horizontal, c'est-à-dire autour d'un axe vertical, déterminent un déplacement horizontal de l'ombre dans le sens de la rotation du miroir, comme cela se présente dans l'E. Par les mouvements du miroir dans le plan vertical (autour d'un axe horizontal transversal), l'ombre se déplacera dans la pupille comme elle le fait dans l'œil myope de 2 D., parce que le punctum remotum du méridien vertical se trouve entre *U* et *P*. En faisant passer devant *P* des verres sphériques on pourra trouver successivement le verre « neutralisateur » pour chacun des deux méridiens.

(Lorsque les mouvements du miroir ne se font pas dans le plan du méridien principal, on voit l'ombre se déplacer dans un autre méridien que celui dans le sens duquel se fait la rotation du miroir. Ce phénomène se manifeste surtout nettement quand le punctum remotum de l'un des méridiens principaux se trouve exactement ou à peu près en *U* ou bien encore quand les punct. remot. des méridiens principaux se trouvent l'un en avant, l'autre en arrière de *U*. [Ce qu'on peut toujours obtenir en plaçant devant l'œil un verre sphérique convenable]. Si, par exemple, le punctum remotum du méridien principal vertical se trouve au niveau de la pupille de *U*, chaque mouvement du miroir dans le plan d'un méridien oblique se traduira par un déplacement de l'ombre dans le méridien horizontal, la partie « sud-nord » du déplacement n'étant pas perçue. Si le punctum remotum du méridien principal vertical se trouve en avant de *U* et celui du méridien horizontal en arrière, la rotation du miroir plan du sud-ouest au nord-est produit un déplacement de l'ombre du nord-ouest au sud-est, c'est-à-dire que la partie sud-nord du mouvement de l'ombre se fait en sens opposé de la rotation du miroir et la partie ouest-est se fait dans le même sens que la rotation du miroir. Si les méridiens principaux ne sont pas respectivement vertical et horizontal mais obliques, les mouvements du miroir dans le sens horizontal ou vertical donnent un déplacement de l'ombre dans un méridien oblique ou même un déplacement de l'ombre dans le sens vertical, par exemple, quand la rotation du miroir se fait dans le plan horizontal.

Ainsi se manifeste la présence de l'astigmatisme. Quand on a trouvé les deux directions dans lesquelles la rotation du miroir doit s'effectuer pour que le déplacement de l'ombre y présente la même direction que les mouvements du miroir, on a alors déterminé la direction des méridiens principaux.)

III

Appendice.

1. Le champ visuel ophthalmoscopique.

On désigne ainsi l'étendue du fond de l'œil de *P* que *U* peut embrasser d'un seul coup d'œil, c'est-à-dire que des rayons qui en partent peuvent pénétrer dans la pupille de *U*.

On apprécie le mieux la grandeur de cette surface en renversant les données du problème : en considérant la pupille de *U* comme un objet qui envoie des rayons lumineux dans la pupille de *P* et dont les milieux réfringents de *P* forment une image sur la rétine de cet œil (1) (v. Helmholtz, *Manuel d'optique physiolo-*

(1) Le procédé de description employé ici et plus loin (fig. 39) m'a été enseigné par mon ami Ejgil Schmidt, professeur de mathématiques et de physique au collège métropolitain de Copenhague. Il peut servir pour chaque appareil optique (loupe, télescope, etc.) pour en déterminer le champ de vision ainsi que la clarté apparente de celui-ci.

gique, 2ᵉ édit. allemande, 1886, p. 217 à 219) *pp* est la pupille de *P* ; *u'u'* est l'image de *uu*.

Les rayons *pu'* et *u'n* délimitent la partie de l'espace qui renferme tous les rayons qui partis de *uu* traversent *pp*. Il est évident que en retour des rayons émanant de cette région seulement pourront arriver à travers *pp* en *uu*. Car le chemin qu'a suivi un rayon, celui-ci peut aussi le parcourir en sens inverse.

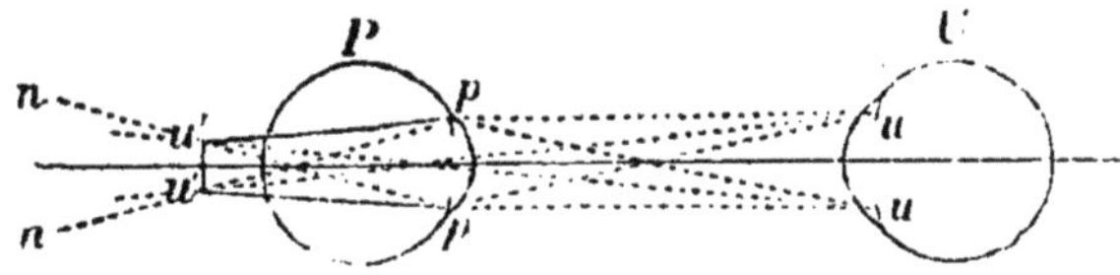

Fig. 37.

Dans l'*examen à l'image droite*, *U* se trouve aussi près de *P* que possible et en tous cas en dedans du punctum remotum de *P*. L'image de la pupille de *U* que forment les milieux de *P* se trouve par conséquent toujours en arrière du fond de l'œil de *P*, comme c'est représenté dans la figure 37.

Les rayons lumineux émanant de la partie du fond de l'œil de *P* qui est comprise entre les deux lignes *pu'*, pourront pénétrer dans la pupille de *U*. En général *u' u'* sera plus petit que *pp* (1) ; on voit que dans ce cas

(1) Lorsque *uu* se trouve à une distance de la cornée de *P*

le champ visuel sur le fond de l'œil sera d'autant plus étendu que celui-ci est porté plus en avant, c'est-à-dire que le diamètre antéro-postérieur de *P* est plus court ; il sera donc plus grand dans l'*H* que dans l'*E*, plus grand danscelle-ci que dans la *M*, d'autant plus que *u' u'* est petit par rapport à *pp*. Quand *U* est éloigné de *P* dans une certaine mesure, par exemple de 15 à 25 cent. il peut donc à l'image droite voir une beaucoup plus grande étendue du fond de l'œil dans un œil fortement hypermétrope que dans un œil emmétrope ou myope. Mais dans l'*H* comme dans l'*E* et la *M* l'étendue du champ visuel diminue à mesure que *U* s'éloigne de *P*.

Il est facile de voir, sur la figure 37, que la dilatation de la pupille de *P* agrandit le champ visuel ophthalmoscopique et que la dilatation de la pupille de *U* a aussi cet effet.

On peut de la même manière se représenter la grandeur du champ visuel ophthalmoscopique que donne l'*examen à l'image renversée*. Dans la figure 38 la len-

---

égale au double de la distance focale antérieure de *P* (c'est-à-dire à 30 mm. environ) *u' u'* est de même grandeur que *uu*. Si *uu* est plus éloigné de la cornée de *P*, *u' u'* est plus petit ; il sera d'autant plus petit et plus rapproché du fond de l'œil de *P* que *U* s'éloigne davantage de *P*.

tille L est placée à une distance de la pupille de P égale à sa propre distance focale. L'image que la lentille donne de la pupille de U se trouvera approximativement au niveau de la pupille de P parce que U est à une assez grande distance de L ; cette image sera très petite.

Les rayons qui ont formé l'image $u'u'$ continuent leur trajet, et les plus périphériques de ces rayons délimiteront la portion de l'intérieur de l'œil de P et spécialement du fond de l'œil de celui-ci de laquelle les rayons peuvent arriver à travers pp et L en uu. Sur la fig. 38, deux de ces rayons seulement sont dessinés ;

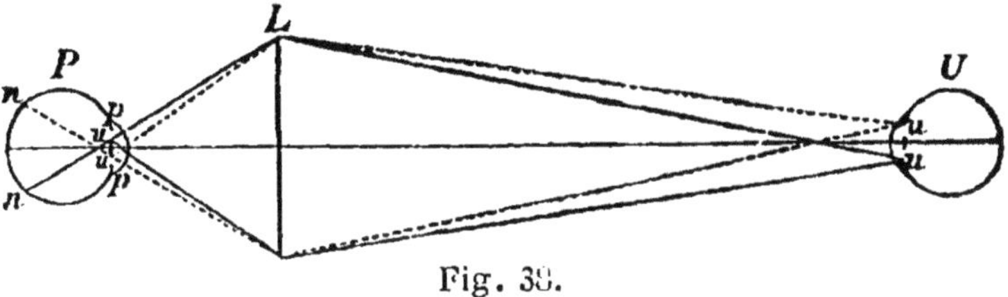

Fig. 38.

ce sont les lignes $u'n$ qui passent très approximativement par le centre optique de P. Les rayons plus périphériques peuvent être négligés, car ils sont très voisins des deux rayons figurés puisque $u'u'$ est très petit. nn peut donc être considéré comme représentant le champ visuel ophthalmoscopique du fond de l'œil de P.

De ces faits on peut tirer les conclusions suivantes :

1. Le champ visuel ophthalmoscopique est le plus

grand quand *u'u'* se trouve au niveau ou très près de *pp*, c'est-à-dire quand la lentille est éloignée de la pupille de *P* de sa distance focale principale.

2. Il est d'autant plus étendu que le diamètre de la lentille est grand (entre certaines limites toutefois) et

3. Que la distance focale principale de la lentille est courte. Avec + 20 D. on obtient un champ visuel plus vaste qu'avec + 13 D.

4. La largeur de la pupille de P n'a aucune influence sur la grandeur du champ visuel ophthalmoscopique (1), du moment que la pupille est plus grande que *u'u'* et que *u'u'* se trouve dans le plan de la pupille.

Dans l'examen ordinaire à l'image renversée, la source lumineuse est placée à côté de la tête du sujet et nous nous servons d'un miroir concave d'environ 25 cm. de distance focale. *Comme l'image de la flamme ne couvre pas tout le champ visuel ophthalmoscopique, nous ne voyons qu'une partie de celui-ci.*

Si au lieu d'un miroir concave on prend un miroir plan on peut éclairer une plus grande surface et par suite utiliser complètement un champ ophthalmoscopique étendu ; mais alors on a le désavantage d'un faible éclairage du fond de l'œil parce que l'image de chaque

(1) L'avantage qu'on retire de la dilatation de la pupille dans cet examen consiste dans un éclairage meilleur du fond de l'œil.

point de la source lumineuse est dispersée sur une beaucoup plus grande étendue.

En rapprochant la flamme du miroir concave on peut aussi agrandir la surface éclairée du fond de l'œil, mais alors ce proche voisinage de la lumière gêne l'observateur et l'intensité de l'éclairage des autres parties de l'œil de *P*, de l'iris, etc. est telle que l'observation du fond de l'œil en devient très pénible.

Dans la *skiascopie* on est éloigné du patient. L'image de la pupille de *U* que forment les milieux de *P* est par suite très petite. Si *P* est myope de 1 D. et si *U* est à 1 m. de *P*, cette image se formera exactement sur la rétine de *P* et le champ visuel ophthalmoscopique s'identifiera par conséquent avec l'étendue de cette image. Si l'on compte, dans ce cas, 15 mm. pour la distance entre le centre optique et la rétine de *P*, 1 m. pour la distance de *U* au centre optique de *P* et 4 mm. pour le diamètre de la pupille de *U* (ou pour le trou du miroir) alors le diamètre de *u'u'* et par conséquent celui du champ visuel ophthalmoscopique $= \frac{4 \times 15}{1000} = 0{,}06$ mm., c'est-à-dire qu'il est beaucoup plus petit que le calibre d'un gros vaisseau rétinien.

2. L'ÉCLAIRAGE DU FOND DE L'ŒIL (1).

1. Quand un œil regarde une surface uniformément éclairée à travers une lentille (ou dans un miroir ou par l'intermédiaire d'une combinaison des deux) de telle façon qu'une image nette de cette surface se forme sur la rétine et que le cône de rayons qui, émanant de chaque point de la surface, vient frapper sa pupille couvre celle-ci en entier, alors cette surface lui apparaît aussi éclairée que si elle était vue directement (c'est-à-dire à l'œil nu, en admettant toujours qu'il se forme une image nette sur la rétine). Cela n'est vrai naturellement que pour autant que l'on fait abstraction de la quantité de lumière perdue par réflexion et par absorption dans l'appareil optique.

Etant donnée une surface éclairante, aucun appareil optique ne peut donc augmenter la clarté de son image sur la rétine (c'est-à dire la quantité de lumière qu'émet l'unité de surface de cette image rétinienne). On peut seulement modifier la grandeur de l'image rétinienne, l'augmenter ou la diminuer.

(On peut à l'aide de moyens optiques augmenter la

---

(1) V. Helmholtz, *Manuel d'optique physiologique*. Trad. franc. p. 226, ou 2e édit. allemande, 1886, p. 212.

clarté apparente d'un point. Le télescope rend visible une étoile que nous ne pouvons voir autrement, mais il ne peut pas augmenter l'éclat lumineux de la voûte céleste [HELMHOLTZ]).

Quand le cône de lumière, parti d'un point quelconque arrive après son passage à travers l'appareil optique dans la pupille, s'il ne couvre pas celle-ci en totalité, l'intensité lumineuse de l'image rétinienne sera à celle de l'objet vu à l'œil nu comme la partie de la pupille de l'observateur qui reçoit les rayons de chaque point lumineux est à la pupille entière.

2. Lorsque l'œil regarde une surface à travers un appareil optique et que l'image de celle-ci sur la rétine n'est pas nette, l'intensité lumineuse de cette surface (l'éclairage de son image sur la rétine) n'apparaît la même qu'auparavant que pour autant que les cônes de rayons, qui proviennent d'un point quelconque de l'image rétinienne et traversent la pupille, peuvent revenir complètement à la surface à travers l'appareil optique. Si l'œil regarde une surface limitée et si l'image rétinienne de celle-ci n'est pas nette, la zone périphérique en sera toujours éclairée plus faiblement. La largeur de cette zone moins éclairée est égale au diamètre d'un cercle de diffusion. Le cône lumineux qui part d'un point quelconque de cette zone n'atteindra qu'en partie

la surface ; le reste passe à côté et cette dernière partie sera d'autan us considérable que le point de l'image rétinienne dont partent les rayons est plus périphérique.

. Dans l'examen ophthalmoscopique le patient voit l'image de la source lumineuse dans le miroir (en général excentriquement). *Si son œil accommode pour cette image* il résulte de ce qui précède que *l'éclairage de l'image rétinienne reste le même, que le miroir soit plan, concave ou convexe* (les autres qualités du miroir ne changeant pas) et qu'il est aussi le même que si la flamme était vue sans appareil intermédiaire. L'image rétinienne est de grandeur différente dans ces divers cas, mais l'éclairage est le même pour chaque unité de surface. Il en est ainsi du moins quand on fait abstraction de l'influence du trou du miroir. De la présence de celui-ci il résulte qu'il manque une partie dans le cône lumineux qui de chaque point de l'image de la lumière tombe sur la pupille, de telle façon que chacun de ces cônes de rayons ne couvre pas la pupille en totalité. L'existence du trou dans le miroir détermine donc une légère diminution de l'éclairage de l'image rétinienne (ou d'une partie de celle-ci).

Si l'œil du sujet n'est pas adapté pour l'image lumineuse du miroir, c'est-à-dire si l'image rétinienne de chaque point de la lumière est un cercle de diffusion, il y aura sur le bord de l'image rétinienne un passage graduel de la clarté à l'obscurité (à la partie non éclairée de la rétine). La largeur de cette zone de transition est égale au diamètre d'un cercle de diffusion. Si la flamme est elle-même uniformément lumineuse, le reste de l'image rétinienne est également éclairée dans toute son étendue, comme quand l'image est nette. L'éclairage de chaque unité de surface de cette dernière partie reste donc le même que le miroir soit plan, concave ou convexe.

Une flamme n'est cependant pas en général uniformément éclairante. L'image rétinienne nette d'une flamme de gaz de forme cylindrique présente deux bandes externes plus illuminées que la partie moyenne. Mais si l'image perd de sa netteté par suite de la formation de cercles de diffusion, cette différence en sera diminuée parce que l'éclairage se répartit plus uniformément ; il n'y a plus qu'une zone périphérique moins éclairée que le reste. C'est là l'une des raisons pour lesquelles un miroir concave fort (par exemple, de 15 ctm. de distance focale) donne un « meilleur éclairage » à l'image droite que le miroir plan. Il arrive toutefois, quand *P* est fortement hypermétrope, que l'image rétinienne est plus nette avec le miroir concave qu'avec le miroir plan ; dans ce cas la distribution de la lumière sera plus uniforme avec un miroir plan. Une autre raison pour laquelle le miroir concave est préférable dans l'image droite au miroir plan consiste en ce qu'une plus grande étendue de la rétine de *P* est ainsi éclairée. L'angle visuel de *P* pour l'image de la flamme dans le miroir est notablement plus grand avec le miroir concave qu'avec le miroir plan (la distance de la source lumineuse au miroir restant la même).

Si l'image rétinienne de la flamme est très diffuse, c'est-à-dire si les cercles de diffusion sont très grands par rapport à l'angle visuel de l'image lumineuse du miroir (si leur diamètre est plus grand que l'étendue de la rétine de *P* soutendue par cet angle) l'image rétinienne de la flamme sera plus faiblement éclairée sur toute son étendue. Le rapport est le même que si la source lumineuse (l'image de la flamme dans le miroir) était un point : l'image rétinienne d'un point est d'autant plus faiblement lumineuse qu'elle est moins nette, c'est-à-dire que le cercle de diffusion qui la constitue est plus grand.

C'est pourquoi dans l'examen à l'image renversée le miroir plan donne un éclairage du fond de l'œil plus faible que le miroir concave ordinaire.

L'image de la flamme que donne le miroir plan se

trouve à une assez grande distance de la lentille. L'image que la lentille donne de l'image lumineuse du miroir se forme donc approximativement dans la région du centre optique de *P*. D'où il résulte que chaque point de cette dernière image se dessine sur la rétine comme un cercle de diffusion très étendu.

C'est encore pour cette raison que *dans la skiascopie la pupille brille plus faiblement dans les cas d'H ou de M fortes* que quand il y a *E* ou un faible degré seulement d'amétropie.

Dans la skiascopie on se place loin de *P*. Par suite l'image lumineuse du miroir se trouve également loin de *P* et l'angle visuel sous lequel elle est vue est petit. Si *P* a une forte anomalie de réfraction les cercles de diffusion sont grands en proportion de la petitesse de cet angle et par suite la rétine est faiblement éclairée. *Si l'on place devant P le verre correcteur la pupille brille aussitôt d'un vif éclat.*

Naturellement l'éclairage du fond de l'œil sera toujours d'autant plus fort que l'intensité de la source lumineuse est plus grande, que le miroir réfléchit mieux la lumière, que la pupille est plus dilatée.

3. La clarté apparente du fond de l'œil éclairé par le miroir.

Si le fond de l'œil de P se présentait à nu (sans milieux réfringents) devant l'observateur, chaque point de sa surface enverrait dans la pupille de U un cône de rayons qui couvrirait celle-ci en entier. La clarté apparente du fond de l'œil de P, dépendrait seulement de l'intensité de l'éclairage et de la réflexion. Mais quand on examine le fond de l'œil dans les conditions naturelles, à travers la pupille de P et les milieux réfringents, une partie seulement du champ visuel ophthalmoscopique peut envoyer à travers l'ouverture pupillaire de U (ou dans le trou du miroir) des cônes lumineux qui couvrent complètement celle-ci. Dans certaines circonstances même aucun point du champ visuel ophthalmoscopique ne peut envoyer de semblables cônes de rayons. La clarté apparente du fond de l'œil de P considérée relativement à ce qu'elle serait dans l'examen direct (en admettant qu'il se forme toujours une image nette sur la rétine de U) sera d'autant plus faible que la partie de la pupille de U couverte par chaque cône lumineux est plus petite par rapport toute la pupille de U.

Plus P est fortement hypermétrope, plus les conditions sont favorables pour la clarté apparente du fond de l'œil à l'image droite ; plus il est myope, plus ces mêmes conditions sont défavorables.

C'est ce dont on peut facilement se rendre compte sur la figure 39. Les lignes pointillées *pu'* limitent, comme dans la figure 37, le champ visuel ophthalmoscopique. *u'u'* est l'image de *uu*. Le cône de rayons qui va de *a* vers *pp* contiendra les rayons correspondant à tous les points de *u'u'* et couvrira ainsi toute la pupille de *U*. Si le fond de l'œil se trouve plus en avant (*H*), chaque point

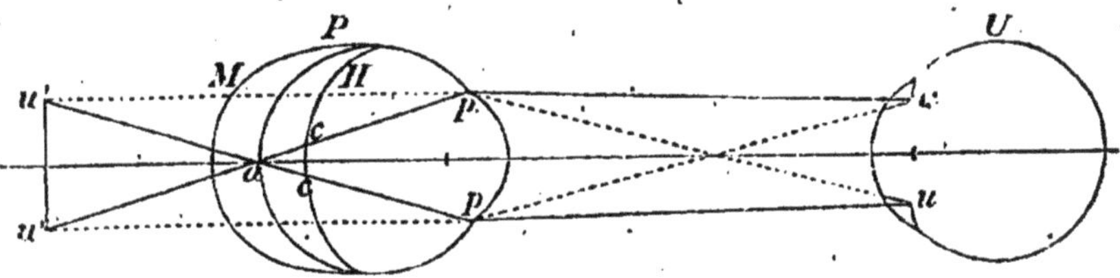

Fig. 39.

entre *c* et *c* enverra à travers *pp* un cône lumineux contenant des rayons qui correspondent à tous les point de *u'u'* ; ces rayons doivent donc aussi couvrir *uu* en totalité. Si le fond de l'œil se trouve plus en arrière (*M*) aucun point de sa surface n'enverra à travers *pp* un cône lumineux qui contienne des rayons correspondant à tous les points de *u'u'* ; par conséquent aucun point du fond de l'œil ne pourra envoyer à travers la pupille *uu* un faisceau de rayons qui couvre celle-ci complètement.

(La figure montre que la grandeur et la distance des pupilles de *U* et *P* comme la force réfringente de *P* et la situation de son fond de l'œil ont de l'influence sur la clarté apparente du fond de l'œil de *P*).

En ce qui concerne l'image renversée, la figure 38 montre clairement que chaque point du fond de l'œil de *P* entre *n* et *n* envoie un cône de rayons qui couvre complètement *u'u'* ; ces rayons passent tous à travers *L* et couvriront *uu* entièrement. Sous ce rapport les conditions sont ici plus favorables que dans l'image droite.

Imp. G. Saint-Aubin et Thevenot, Saint-Dizier, 30, Passage Verdeau, Paris.

Imp. G. Saint-Aubin et Thevenot, Saint-Dizier, 30, Passage Verdeau, Paris.

www.ingramcontent.com/pod-product-compliance
Ingram Content Group UK Ltd.
Pitfield, Milton Keynes, MK11 3LW, UK
UKHW020237220726
13923UKWH00002B/711

9 782016 145982